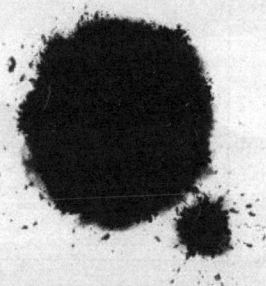

四十年
基层临证得失录

杨承岐◎著

全国百佳图书出版单位
中国中医药出版社
·北京·

图书在版编目（CIP）数据

四十年基层临证得失录 / 杨承岐著. -- 北京：中国中医药出版社，2025.6. --（中医师承学堂）.
ISBN 978-7-5132-9436-2

Ⅰ. R249.7

中国国家版本馆 CIP 数据核字第 2025HG4016 号

中国中医药出版社出版

北京经济技术开发区科创十三街 31 号院二区 8 号楼
邮政编码　100176
传真　010-64405721
廊坊市佳艺印务有限公司印刷
各地新华书店经销

开本 710×1000　1/16　印张 13.25　字数 210 千字
2025 年 6 月第 1 版　2025 年 6 月第 1 次印刷
书号　ISBN 978 - 7 - 5132 - 9436 - 2

定价　58.00 元
网址　www.cptcm.com

服 务 热 线　010-64405510
购 书 热 线　010-89535836
维 权 打 假　010-64405753

微信服务号　zgzyycbs
微商城网址　https://kdt.im/LIdUGr
官 方 微 博　http://e.weibo.com/cptcm
天猫旗舰店网址　https://zgzyycbs.tmall.com

前　言

每个人都有自己美好的心愿。诗人要用生花的妙笔抒发胸中的情怀；歌手要用嘹亮的歌喉把祖国赞美。而我，作为一名残疾人，能够利用自己所掌握的知识，为患者除疾排难，不使自己的悲剧在别人身上重演，是我梦寐以求的心愿。

我3岁那年，万恶的小儿麻痹症（脊髓灰质炎）夺去了我左腿的健康。从记事起，我就在自卑和受人歧视中挣扎度日。同伴的欺侮、成人的讥笑，在我幼小的心灵上烙上了深深的创伤。

我12岁那年，父亲把我领到老中医王维周面前，求他收我为徒。经过一番交涉，他欣然同意，提笔在我日记本的扉页上写下了"为医不悔"四个大字。怎么？为医还要"悔"吗？我当时年幼，不明事理，实在读不懂这四个字的含义。几十年后，当我在崎岖坎坷、布满荆棘的出诊路上的喘息中，当我在受到肢体创伤后痛苦的呻吟中，终于悟透了这四个字的含义。

我12岁学医，16岁悬壶乡里，蒙众乡亲厚爱，求医者门庭若市。有的诊治方法甚至被冠以科技成果、学术大奖等美名。临床实际工作的需要使我越来越感觉到自己知识的贫乏。为了实现自己的心愿，我废寝忘食，发奋读书，几次报考中医院校，成绩名列前茅，但终因身有残疾，最后名落孙山，无奈只能在自学的道路上苦苦探索着。工作之余，我涉猎群书，探微索隐；节假日，我四处奔走，质难问疑。王维周、贾亚夫、郑永进、李居安，他们都是我的启蒙导师。

1977年，在石家庄地区公社卫生院医务人员业务统考中，我以满分的成绩名列全区中医科第一名；1978年，在石家庄地区卫校招收医务人员的考试中，我又以平均各科90分以上的成绩名列全区西医科第二名。由于我在治病的过程中不分贫富老幼，一视同仁，1981年和1982年我分别被授予县"尊老敬贤先进个人"和石家庄地区"白求恩式的白衣战士"等荣誉称号。1983年和1992年我的两项成果分别被授予石家庄地区"科技进步"四等奖和一等奖；1987年，我被录用为国家科技干部；自1983年开始，我连续5届（共25年）当选为"县政协委员"，连续3届当选为"乡人大代表""党代表"；1985年和1990年，我两次作为"优秀刊授学员代表"，被特邀参加了"成都中医学院（现成都中医药大学）35周年、40周年校庆及学术交流活动"，有幸当面聆听雷载权、王于民等知名专家的答疑解惑。1986年，国家取消了对大中专学生身体条件的苛刻要求，我赶紧报考了河北中医学院（现河北中医药大学）函授夜大学，有幸得到了杨牧祥、薛芳等国内知名专家教授的系统指点，其间我被评为优秀学员，受到学校的通报嘉奖。

正当我进入而立之年，卫生局的一纸任命打乱了我工作的重心，我被任命为一家卫生院的院长。那是怎样的卫生院呀！几间破旧的房屋在长满荒草的院落中风雨飘摇，几间住人的房屋用厚厚的塑料布遮盖以暂避风雨。卫生院经营完全自负盈亏，国家不补助一分钱，却对其经营范围、医疗条件有许多严格限制。当时卫生院仅有的一名业务骨干因不堪背负6名刚从县卫校毕业的青年职工的工资而下海单干。卫生院既无先进的医疗设备及技术高超的专业人员和县级医院抗衡，也无灵活多变的经营方式和个体诊所挑战，入不敷出，难以为继。我带领全院6名医务人员励精图治，省吃俭用，艰苦奋斗，经过5年的打拼，终于使卫生院拥有了二十多间属于自己的坚固的房舍。卫生院开设了病房、家庭病房，添置了X光机、B超和必要的化验设备。所幸这一段时间卫生院医务人员较少，6名年轻的医务人员也听从指挥，业务工作没有受到太大影响。

1998年，我被任命为一所分院（即现在的中心卫生院）的院长，这所卫生院坐落于太行山腹地，是全县医务人员最多、科室设置最全、服务范围最广的一所中心卫生院。全院50多名医务人员中，百分之九十以上都是从县卫校刚毕业的"高才生"，十几名稍有专业知识的医务人员不是跻身于县级医院去"耀祖光宗"，就是投身于商品经济的大潮中去"享受实惠"。卫生院房屋陈旧，设备落后，人心涣散。我只得从头抓起，一方面千方百计争取资金搞基础建设；一方面选送有培养前途的青年医务人员到上级医院进修，加强人才建设。经过四五年的艰苦努力，医院各项工作都有了一定起色，开始步入正轨。但刚培养出来的医务人员中有一部分人把学到的专业知识当作向医院讨价还价的筹码，耐不住医院的清贫，走了以前专业人员的老路。尽管如此，我还是带领全院职工励精图治，省吃俭用，为医院引进了CT、救护车、电击除颤仪、多普勒分析仪、脑电地形图仪、半自动生化分析仪、微量元素测定仪、721分光光度仪、麻醉机、呼吸机等设备；翻新了20多间病房、职工宿舍；装修了门诊楼；硬化、美化了3亩多的院落。使该院成为全县使用面积最大、医疗设备最全、医疗条件最好的一所中心卫生院。

在这所医院的12年，是我一生当中最为困难、最为纠结的12年。这12年耗费了我一生中的大部分精力。我一方面要竭尽所能，拯救患者的病痛；一方面为了医院的生存和发展，为了50多名职工的生活，努力经营。

我参加工作的40多年，是为患者的生存和幸福而奋斗的40多年。为了患者的利益，我克服身有残疾、行动不便的困难，靠一根拐杖、一架破旧自行车的帮助，走遍了方圆百余里的大小村庄的千家万户。滹沱河系的曲河两岸撒满了我为出诊来去匆匆的身影；太行山脉的缶山脚下布满了我为出诊匆匆而行的杂乱脚印；浩瀚的孔雀湖见证了我工作中的艰辛和痛苦。为了患者，我吸过羊水、擦过粪便；为了患者，我碰破过脑袋、扭伤过脚；为了患者，我摔断过股骨颈；在寒风刺骨的初冬，我掉进过结满薄冰的水库。至今身上还残留着为连接股骨头和股骨颈而植入的两颗钢钉。

这40多年来，我在繁忙的工作之余，涉猎群书，笔耕不断。先后有40多篇学术论文在国内外各级刊物发表，参编学术专著3部。其中一篇被中华中医药学会评为优秀论文；一篇被河北省卫生厅评为优秀论文；一篇在中国中医科学院主办的"医圣杯"国际医学论文、著作评选中获优秀奖；一篇被世界传统医学组织评为科技进步三等奖，一篇被评为优秀奖；一篇在全国专方专药有奖竞赛中获得二等奖；8篇被各级学术会议评为优秀论文奖；我个人连续三届被评为"县管专业技术拔尖人才"；获石家庄市"自学成才者"

等荣誉称号；当选为"感动行唐'身残志坚、道德模范'"，连续十几年受到县政府的记功、嘉奖；当选为县残联主席团成员；《建设日报》《河北日报》《青春岁月》《法制与修养》、石家庄人民广播电台、河北人民广播电台、中央人民广播电台先后报道过我自学成才、全心全意为人民服务的事迹。2010年，我被严重的"延髓梗死"打倒在床，虽经石家庄市第一人民医院奋力抢救，保住了性命，但有口不能言，有手艰于握，有足羞于行，我不得不离开自己心爱的工作岗位。

经过1年多的中药调理，刻苦锻炼，我能生活自理，并能和人正常交流。在妻子儿女的鼓励下，我开始整理自己40多年的治学心得和临床体会。这项工作实际上2002年就开始了，当我刚整理到三四万字的时候，日常工作和抗击"非典"的重担压得我实在喘不过气来，不得不半途而废。以后几次想提笔重续，终因力不从心，未能如愿。非常感谢命运，如果没有这次致命的打击，我可能一辈子都无法摆脱诊务而定下心来整理自己的治学心得和临床体会。在这里，我非常感谢我的弟弟妹妹和妻子儿女，没有他们的支持与鼓励，我根本不可能完成这项工作。在他们的支持鼓励下，我经过3个月的呕心沥血，废寝忘食，草稿初定。又历经2个月的精心斟酌，去粗存精，反复修改，终于成了现在的样子。虽不能说字字珠玑，却敢言句句血汗！因为它是我40多年临床经验的结晶，所有观点和方法都是来自临床而又验之临床。但由于水平所限，错谬难免，有些观点可能幼稚、偏激、不太成熟；有些修辞可能牵强、庸俗、词不达意。望各位高明多提宝贵意见，以便改正。但愿此书能成为引玉之砖，引发诸位高明指点，我也就心满意足了。这就像一个刚过门的丑媳妇，经过一番忐忑，终于决定厚着脸皮去见公婆了。丑自然是丑，这是先天造就的自然条件，谁也无法改变。但经过梳洗打扮，究竟能否将就，只有等素未谋面的公婆们去评判吧！

杨承岐

2025年2月19日

于行唐县城岐山堂

作者介绍

　　本书作者杨承岐是河北省石家庄地区的基层医生，曾任职乡镇中心卫生院院长。作者将其40多年的临证得失倾囊写出，毫无保留。

　　杨承岐先生12岁学医，16岁悬壶乡里。虽然因小儿麻痹症夺去了左腿的健康，但为了诊治患者，靠一根拐杖、一架破旧自行车的帮助，走遍了方圆百余里大小村庄的千家万户。1977年，在石家庄地区公社卫生院医务人员业务统考中，以满分的成绩名列全区中医科第一名；1978年，在石家庄地区卫校招收医务人员的考试中，又以平均各科90分以上的成绩名列全区西医科第二名。1982年被授予石家庄地区"白求恩式的白衣战士"荣誉称号；2002年、2012年分别被授予石家庄市"自学成才者"和"文明公民标兵"荣誉称号。中央人民广播电台等多家媒体先后报道过杨承岐先生全心全意为人民服务的事迹。

　　在繁忙的工作之余，杨承岐先生还涉猎群书，笔耕不断，先后有40多篇学术论文在国内外各级刊物发表，还参编学术专著3部。

　　本书是作者40多年临床经验的结晶，所有观点和方法都是来自临床而又验之于临床。

内容提要

　　该书是作者40多年临床工作的结晶，所有的观点和方法都源于临床又验之于临床，是作者后半生攻病克难的"百宝囊"。它既有理论探讨，又有临床研究；既有成功的经验，又有失败的教训；既有临床体会，又有读书札记；既有中医临证发微，又有中药功效新识，还有对针灸方法和穴位功效的探讨。本书是中医临床工作者特别是基层中医临床工作者不可多得的良师益友。

目 录

第一章 开卷有益

一、中医临床思维方法初探

提高临床疗效是振兴中医的中心环节。作为一名临床医生，如何在错综复杂的临床症状中把握病机，排除各种干扰因素，作出正确的诊断。诊断明确后，又如何确立治则、遣方用药，以提高治疗效果，这是临床思维方法学探讨的问题。笔者根据自己多年的临床体会，参考名医验案，将中医临床思维方法及其应用规律作一初步探讨，供同仁参考。

1. 四诊合参思维方法

这是一名临床中医师应该掌握的最基本的临床思维方法。它的准确性最高，临床应用最为普遍。医生根据望、闻、问、切四诊所得到的临床资料，将疾病的原因、症状、体征进行综合分析，然后根据八纲辨证、脏腑辨证、气血津液辨证、六经辨证、三焦辨证等辨证纲领进行综合分析、归纳、整理，以确定疾病发生的原因、病变所在的部位、疾病发生的机制、疾病的性质、可能会发生的转归，进行辨证论治。这种思维方法的应用法则及其规律在各版中医教材中都有详细记载，兹不赘述。

2. 五行生克思维方法

五行生克思维方法是四诊合参思维方法的补充。五行学说是揭示人体生理功能内在联系及其病理变化相互影响规律的学说，它对于疾病的诊断和治疗都具有非常重要的意义。

临床上把患者的声音、面色、口味、气味、五脏六腑、五官七窍、舌苔脉象等按五行学说进行属性归类，以判断疾病的性质、属性及所在的脏腑经络，然后根据五行学说的生克乘侮规律，结合疾病的临床症状、疾病的因果关系及各个脏腑病变的先后次序及疾病可能发生的传变方向，预测疾病的发展趋势。根据五行生克的规律来确定治疗原则，"虚则补其母，实则泻其子"。

如患者的临床症状为胁肋胀满、脘腹胀痛、食欲不振、体倦乏力、脉弦等，我们就根据木克土的规律诊断为"肝气犯胃"，肝气横逆在前，脾胃虚弱在后。

如果患者的临床症状表现为口苦、胁痛、咳嗽、痰黄、脉弦，我们就根据木侮金的规律诊断为"木火刑金"。肝火在前，肺热在后，可用清肝热的方法治疗咳嗽。

如果患者表现为咳嗽、气短、乏力、自汗、痰薄、脉弱等脾肺不足之象，我们就根据五行生克中土生金的规律诊断为"子盗母气"。根据"虚则补其母"的原则，治疗时就要"培土生金"，使脾气旺盛，肺气自复。

如果患者表现为咳嗽、胸痛、咳声粗壮、咳痰黄稠等肺热壅盛证候，我们在治疗时就根据"实则泻其子"的原则，选择清泻肾火的知母、黄柏等品治疗，往往可起到事半功倍之效。

在控制疾病的传变方面，先师仲景可谓是得心应手，《金匮》（《金匮要略》，下同）开篇即言："夫治未病者，见肝之病，知肝传脾，当先实脾……中工不晓相传，惟治肝也。"这是根据木克土的规律而得出的结论。

3. 按时辨治思维方法

我们的祖先在漫长的医疗实践过程中，发现人体的气血流注有一定次序，各脏腑的当令时间有一定规律。因而发明了子午流注、灵龟八法等针刺治疗方法。这些规律与现代生物钟学说不谋而合，具有一定的科学性。

我们在临床诊疗疾病时，要参考疾病发生或加重的时间规律，根据人体阴阳气血的演变次序进行辨证论治。如患者表现为上午发热，我们就考虑阳虚；下午发热，我们就考虑阴虚；日晡潮热，我们就考虑阳明腑实。再结合疾病的其他体征，就能作出正确的诊断和治疗。有些疾病，发作时间有一定规律，但临床无其他征象可辨，我们就根据疾病发作的时间规律进行辨证论治。

1981年，笔者曾诊治了一名12岁患儿，每天夜间12点左右后颈部剧烈疼痛，颈项不能转侧，到时间必将其疼醒，持续两个小时左右自行缓解。曾多方求治，屡进解热镇痛、祛风活血药无效。因就诊时间在白天，患儿一切体征均属正常，根本无证可辨。我就根据"不通则痛"和夜间12点左右属子时、此时少阳胆经当令这两点，诊断为胆经气血瘀滞，采用疏通少阳经脉、活血止痛之品调治，服药13剂后，豁然痊愈。随访至今，未见复发。可见按时辨证是中医思维方法中的重要环节，临床上不可轻视。

4. 循经辨治思维方法

经络是内联脏腑、外络肢节、沟通内外、运行气血的通路，它与脏腑有一定的属络关系，在体表有一定的循行部位和起止点。因此，临床上常根据疾病所在的部位，结合经络的循行路线来确定证属何经何脏腑，并根据药物的归经理论来遣方用药。这种辨治方法尤其适用于外科疮疡、皮肤病及痛证的治疗。如疮疡发生在足三里穴附近，红肿疼痛，我们就根据足三里穴属足阳明胃经，加用清胃热的生石膏、黄连治疗，疗效倍增。至于针灸"循经取穴"和"宁舍其穴，不舍其经"的理论，更是每个医家都熟知的常识。

2002年9月我曾治疗一位农民工赵某，其右手合谷穴处不慎被蚊虫叮伤，奇痒难忍，抓破皮后复感染，局部疼痛，红肿溃烂，四处求医，进过大小医院、诊所。口服抗生素、抗过敏药，静点头孢曲松、头孢哌酮、头孢哌酮加舒巴坦无效，口服清热解毒的中药无效，创面由小指甲盖大小扩大至铜钱大小，患者先后辗转近1个月，不能上班，只好请假回家休养。我根据合谷穴属手太阴肺经循行之处这一特征，选用清肺经之热的黄芩、生石膏，加清热解毒的金银花、连翘、蒲公英、野菊花、冬葵子、生甘草，服药3剂，红肿热痛等炎症反应减轻，再加黄芪、皂针（皂角刺，下同）托疮生肌排脓，继服5剂，竟获全功。

5. 病因辨治思维方法

中医治病，按常规应四诊合参。根据疾病的病因、症状、体征全面考虑，偏废任何一方都可能出现错误。但有些病证完全取决于患者主诉的病因。如有一个韧带轻度损伤的患者，局部红肿不太明显，如果没有患者的主诉，你根本无法判定是瘀血阻滞所致的疼痛还是寒湿痹阻所致的疼痛。因此，凡遇有临床体征与病因相悖，或体征不明显但又有病因明显可稽的患者，就应该大胆地舍去其他干扰因素，从病因论治，往往效遂人愿。

1984 年，笔者曾治疗一名产后缺乳的妇人，见有食欲不振、气短懒言、乳房柔软、舌淡有齿痕、脉细等症，气血不足之象昭然。但患者自述：初产后乳汁充盛，自婆媳吵架后才渐至于此。我即舍证求因，采用疏肝解郁、理气通乳之法调治，5 剂而愈。假如当时拘于脉象而舍因从证，采用补益气血的方法治疗，非但不能使乳汁充盛，恐怕还有闭门留寇使血郁成毒、变生乳痈之虞，犯"实实之诫"。

《国医论坛杂志》1991 年第 6 期载有一则感应性仆倒的疑难验案：症见用手抚摸患儿的头部患儿即仆倒在地，除此之外无其他病理征象，屡经各级医院诊治无效。作者姜氏根据该证系大人拍击其头部后所致这一点，诊断为瘀血阻于清窍，用通窍活血汤化裁调治，很快治愈。

6. 中西互参思维方法

中西医具有不同的理论体系。西医善于研究局部病理，侧重于微观分析；中医着重于机体内在联系、人体与宇宙关系，着重于宏观研究，各有所长。作为一名现代中医医生，应积极学习西医的临床精华，拿来为我所用。在不违背辨证论治原则的前提下，适当参考西医的理化检验结果，采用一些现代药理研究成果以提高疗效，将西医在显微镜、X 线、CT、核磁下面诊断的病证，用中医的理论重新归纳分析，辨证论治。如西医认为骨质增生为一种退行性骨关节病，在 X 线下很容易诊断。而中医没有骨质增生的病名，单凭望、闻、问、切也很难作出正确的诊断，但我们绝不能因为不能确切诊断而否定它的存在，回避对它的治疗。那该怎么办？

西医能用 X 线诊断，中医也照样可以用 X 线诊断。诊断明确后，我们可根据"肾主骨生髓"的原理，辨证为肾精亏虚，用补肾填精的方法治疗。事实说明，中医对骨质增生的治疗和西医比有独到之处。

西医在 X 线下诊断为肺脓肿，我们就考虑肺痈；西医在 CT 下诊断为脑梗死，我们就考虑为中风。西医认为感冒由病毒引起，我们就在辨证论治的基础上加入有抗病毒作用的板蓝根、贯众治疗，疗效增强。

西医认为扩张毛细血管对治疗神经性耳聋有效，我们就在辨证论治的基础上加入有扩张血管作用的路路通、穿山甲治疗，确有良效。此本小册子所介绍的"灵仙退黄汤""散偏汤""消栓振废汤""血痹汤""消疣汤""足浴汤"等都是将传统中医理论和西医学理论相结合的产物。

可见将中医的辨证论治与西医的因病施治相结合、中医的四诊合参与西医的辅助检查相结合、中医的理法方药与西医学的药理研究相结合乃是中西医结合、中医现代化的必由之路。

7. 仿效卦意思维方法

《周易》是中国传统文化的源头活水，它的哲学思想已渗透到中医学的各个领域。阴阳五行、水火相济、天人相应已成为中医基础理论的重要组成部分。仿效卦意还可作为诊断治疗疾病的重要依据。

如临床常见的心火亢盛、肾精亏虚的心烦失眠、舌红脉细等症，俗称"心肾不交"，正与 64 卦中阳上阴下的"否"卦相应，否者，不通也。乃阴阳分争、水火不济之象也。在治疗时就采用降心火、生肾水的方法治疗，让心火下交于肾，肾水上济于心，使之与阴上阳下的"泰"卦相应。泰者，通也，乃天地交感、阴阳相济、吉祥亨通之象也。

《中华易医荟萃》所载北京市中医医院曹英信先生治疗春季转氨酶升高、其他时间一如常人的杜某一案，他根据春季、肝脏在五行中均属甲乙木，方位在东方，于八卦属"震"位，"震"之初爻一阳伏于二阴之下，若阳气不足，则木气生发式微，故用补中益气汤之健脾补土气之不足，以方中之升麻、柴胡于土中升木，服药 21 剂，转氨酶不再升高。

8. 症状经验思维方法

四诊合参是中医诊断疾病的常规，临床应用最为广泛，可信度最高，是中医攻病克难的法宝。但有些疾病，往往在临床仅见某个症状，其他症状似是而非或根本没有征象可言，病因又不甚明了，四诊合参这一法宝在此显然无用武之地，这就需要医生根据自身、同行或前人的临床经验论治。如一个单纯口中发甜的患者，舌苔、脉象往往无特异表现，辨证论治无从着手，我们就根据前人的经验，以芳香化湿的佩兰进行治疗；足跟疼痛的患者，往往也难以从舌脉辨证，一般又无其他伴见症状，我们只好根据古人的经验，以补肾填精法治疗，效果满意。

1997 年，笔者曾治疗一位来自四川广元的隐性黄疸患者，患者千里来诊，仅带来一纸胆红素指数偏高的化验单，无进一步的检查内容，也无任何特殊不适。当时笔者工作于基层，也无条件做进一步检查，根本不知道患者是溶血性黄疸、肝细胞性黄疸还是阻塞性黄疸。从中医辨证论治的角度来讲，由于患者无任何特殊不适，更难作阴黄、阳黄之辨，只好凭自己的临床经验，给予温通逐瘀利湿的"灵仙退黄汤"加减治疗，竟然痊愈。

以上八法都是作为一名中医医生应该掌握的基本技能。其中四诊合参法准确率最高，临床应用最为广泛，临证时应首先考虑。症状经验思维方法盲目性最大，临床经验不足者慎用；仿效卦义思维方法难度最大，非有一定《周易》修养者莫为；五行生克思维方法、按时辨治思维方法、循经辨治思维方法、中西互参思维方法是四诊合参法的补充。临证时应根据实际情况，或单独应用，或联合应用，病因辨治是四诊合参法的附翼，临床应用时要结合症状、病因灵活应用，或舍证求因，或舍因求证，四诊合参法也不能生搬硬套，要结合临床征象，或舍证从脉，或舍脉从证。只有知常达变，灵活运用，才能在千变万化的临床症状中，通过蛛丝马迹，找到患者藏奸之独处，作出正确的诊断和治疗。

二、人体自觉异常症状考

人体某一部位的感觉异常，往往是患者就诊时的主诉，也是医生应当首先解决的问题。所谓感觉异常，痛、痒、酸、麻、木、裹、胀、沉、重是也。大抵不通则痛；风盛则痒；风湿则酸；气虚则麻；血虚则木；湿重则裹；痰瘀交结则胀；元气不足则沉；饮流局部则重。沉为全身症状，裹、重为局部症状，实际在临床，这些症状很难截然分开，往往麻木相依、痛胀相伴。这就要求我们临证时宜详审病因，辨证论治。虚则补之，实则泻之，壅则疏之，风则息之，湿则燥之，饮则逐之。"谨察阴阳所在而调之，以平为期"。至于所谓的不荣则痛、寒引则痛、火郁则痛、血虚则痒等说法，则是不通则痛、风盛则痒的病机演变，兹不赘述。

三、麻疹早期诊断浅议

麻疹的早期诊断，似乎无须再议：高热不退，目赤汪汪，手足发凉，口腔内颊部出现"柯－费氏斑"（麻疹黏膜斑，下同）。千百年来，众口同音，已成定论。中华人民共和国成立以来，政府推行计划免疫，许多患儿的症状减轻或似是而非。加之近几十年由于激素、抗生素的出现，许多庸医滥用激素、抗生素，不规范应用退热药，掩盖了疾病的本来症状。且"柯－费氏斑"的出现很有一定的规律性，多在出疹前 5～6 个小时出现，稍纵即逝。加之检查时患儿的哭闹、不配合，很难见到"柯－费氏斑"。

说实话，我从事临床 40 多年，阅麻疹患者无数，却很少见到"柯－费氏斑"的"庐山真面目"。这就给麻疹的早期诊断造成了一定的困难，许多患儿都是经过十余日或几十日的高热，麻疹出来后医生才恍然大悟。由于不能早期诊断，失治误治，延长了麻疹的出疹时间，出现了本不应该出现的并发症，给患儿的身心造成了一定的不良影响。

这就要求我们重新认识麻疹的早期症状，明确早期诊断的依据：凡麻疹流行季节，高热不退，应用常规退热方法无效或仅取效一时，白睛红赤，下眼睑中间有一红线，指纹紫滞，脉浮弦而数，即有出疹的可能。若发生在麻疹的流行疫区，则麻疹的早期诊断即可成立。

四、调营卫治疗睡眠异常

睡眠异常包括失眠、多寐、睡而多梦、睡而不实等症，是自主神经功能紊乱、大脑皮层抑制与兴奋过程失调的临床表现。历代贤哲根据患者的临床症状及全身表现，总结了许多卓有成效的治疗方法。然验之临床，事与愿违者屡见不鲜，以致其成了临床顽症之一。

笔者根据中医学对生命节律的认识，结合自己临床工作的经验教训，认为营卫不和是导致睡眠异常的基本病机。在辨证论治的同时，施以调和营卫之法对提高临床疗效具有一定的价值。

1. 溯源分析

营卫二气是人体生命活动的物质基础，它们的正常运行是人体必须维持的、不容紊乱的、最基本的生命节律，是人体机能活动的重要保证。寤动与寐静是人体生命活动的两大节律。《灵枢·营卫生会》认为："卫气行于阴二十五度，行于阳二十五度，分为昼夜，故气至阳而起，气至阴而止。"《灵枢·口问》说："卫气昼日行于阳，夜半行于阴，阴者主夜，夜者卧。""阳气尽，阴气盛，则目瞑。阴气尽而阳气盛则寤矣。"这就是睡眠与营卫之气的正常生理关系。

营卫之气正常运行，出入离合适时适度，与天体的运行规律相协调，就能保证正常的睡眠。日出而作，日入而息，息后则睡，睡而安然。若营卫之气运行失其常度，对人体睡眠会有什么影响呢？《灵枢·邪客》说："今厥气客于五脏六腑，则卫气独行于外，行于阳，不得入于阴……故不瞑矣。"张景岳认为："寐本乎阴，神其主也。神安则寐，神不安则不寐。其所以不安者，一由邪气，一由营气之不足也。"《类证治裁·不寐》认为："阳气自动而之静则寐，阳气自静而之动则寤。不寐者，病在阴阳不交也。"这说明营卫不和，运行逆乱，失其常度，就会改变睡眠规律。青壮年白昼精力充沛，夜间睡眠安然；老年人夜间睡眠不安，白昼精神萎靡的自然现象，《内经》(《黄帝内经》,下同)也有详细解释,《灵枢·营卫生会》说:"壮者之气血盛,其肌肉滑,气道通,营卫之行,不失其常,故昼精而夜瞑。老者之气血衰,其肌肉枯,气道涩,五脏之气相搏,其营气衰少而卫气内伐,故昼不精,夜不瞑。"可见营卫调和是保证人体正常睡眠的关键,营卫失和是引起人体睡眠异常的原因。

不论外感六淫、内伤七情、蚊虫叮咬、意外伤害还是饮食劳倦,凡足以扰乱营卫运行规律的一切因素,都可使正常的睡眠规律受到一定的影响。由于导致睡眠异常的基本病机为营卫不和,故治疗时应参以调和营卫之法。汉代张仲景的《金匮要略》中就有用桂枝加龙骨牡蛎汤治疗男子梦遗、女子梦交的记载,今人用于治疗失眠多梦取得了较好的临床效果。他所创制的桂枝汤一直被后人视为调和营卫的法宝。方中主药桂枝温阳化气以和卫气;白芍养血敛阴而和营血。二者一辛一酸,一散一敛,一温一寒,一入卫阳,一入营血,为调和营卫之圣药、调整睡眠之佳品。不论何种原因引起的睡眠异常,在辨证论治的同时配以二者对提高疗效有一定的临床价值。

2. 临床佐证

（1）调和营卫治失眠

失眠的成因,多为邪热亢盛,心火内炽,扰动卫阳,卫不入营;或心脾两虚,气血双亏;或肝血不足,营不敛阴;或忧愁思虑过度,心血暗耗,营难涵阴;或惊恐伤心,气机紊乱,营卫离决;或痰热内蕴,扰动卫阳;或食滞胃脘,胃腑负担过重,扰动卫阳,以致营卫不和,而卫气独行于阳所致。治疗宜在辨证论治的同时,参以调和营卫之法。具体用药时白芍的剂量应倍于桂枝,意在助营敛卫使卫气返依营分而神静寐酣。

曾治张某,女,58岁,农民。

素常多愁善感,心悸、心烦,夜间难以入睡,睡而易惊,惊醒后彻夜不寐,时发时止历十余载。起初发作时服氯氮片、氯丙嗪等有效,以后逐渐无效。1984年春季复发,4月16日检查:症如上诉,已经近10天,彻夜难眠。舌淡,苔薄白,脉弦细,眼睑苍白。

证属心脾两虚、阴不敛阳。拟议养血安神之法调治。

处方：

炒枣仁 40 克　川芎 15 克　　白术 10 克　　白芍 15 克

知母 10 克　　龙骨 30 克　　牡蛎 30 克　　柏子仁 15 克

合欢花 10 克　甘草 6 克

3 剂。

4 月 20 日复诊：服药后心烦稍轻，睡眠好转。但睡而不实，微声则惊。效不更方。原方继进 4 剂。

4 月 24 日再诊：服药后舌脉从前，证无进退。细思之，药证相符，效果不理想，可能系忽视了营卫不和这一基本病机之故。遂于原方加桂枝 9 克以调和营卫。服药 3 剂，诸症减轻。继服 5 剂，睡眠复常。随访 2 年未复发。

（2）调和营卫治多寐

多寐的成因，多为湿浊内蕴，或营阴独盛，或阴盛阳虚，或大病久病之后，阳气损伤，以致营卫不和，卫气被遏而行于阴分；或惊恐伤志，卫不出营，营卫运行失常；或阳微气涩，卫气不能按时出于阴分之故。治疗时宜在辨证论治的同时，施以调和营卫之法。具体用药时桂枝用量应倍于白芍，意在振奋阳气以使神清寐平。

曾治朱某，男，36 岁，农民。1986 年 8 月 10 日初诊。

患者自述：精神不振，时时欲睡，每日睡眠时间长达十五六个小时，仍困倦难醒，醒后也迷迷糊糊，精神涣散，口中乏味，食欲不振，脘腹胀闷不适，体倦乏力，舌质淡，苔白厚而腻，脉象沉细。

证属脾不健运，痰湿内阻，蒙蔽清窍。治宜健脾祛湿，豁痰开窍。拟二陈汤合平胃散加减调治。

处方：

半夏 10 克　陈皮 10 克　茯苓 10 克　　苍术 10 克

白术 10 克　厚朴 10 克　石菖蒲 10 克　黄芪 15 克

附子 6 克　　甘草 6 克

服药 5 剂，腹胀纳呆、体倦乏力诸症好转，但睡眠时间仍较长，醒后自感较前有精神，但时间不长即又困倦思睡。余思此证可能与营卫运行逆乱有关，即以原方加桂枝 20 克、白芍 10 克以调和营卫，引卫出阳。服药 3 剂，病显转机，患者白昼能下田劳作。继服 5 剂，诸症豁然。患者愿再服 3 剂以巩固疗效。随访 4 年，未再复发。

（3）调和营卫治多梦

若忧思伤脾，气血不足；或肝肾阴虚，营血不足；或心肝血虚，营难固卫；或惊恐伤心，营卫运行逆乱；或怀才不遇，或肝气郁结，情志不遂；或痰湿内蕴，遏阻卫阳，皆可引起营卫失和，运行逆乱，心神妄动而多梦。治疗时宜在辨证论治的同时，参以调和营卫之法，具体用药时宜桂枝、白芍等量应用，意在调畅营卫而使神宁寐安。

曾治严某，男，18 岁，学生。

素患神经性头痛，头痛头晕，入睡困难，劳心则甚。今升学将近，劳心过度，症状加重，且睡而噩梦纷纭。遂于 1986 年 6 月 24 日求治于余。症如上述，舌淡苔白有齿痕，脉弦细，饮食乏味。

心脾两虚、肝郁气滞之象昭然。拟养血安神、健脾疏肝之法调治。

处方：

党参 15 克　白术 10 克　　白芍 10 克　　　　黄芪 20 克
当归 10 克　炒枣仁 30 克　合欢花 10 克　　　柴胡 6 克
茯苓 12 克　川芎 10 克　　朱砂（研末吞服）3 克　甘草 6 克

水煎服，日 1 剂。

服药 5 剂，头痛头晕好转，食欲略增，唯噩梦如故。遂于原方加桂枝 10 克，意在调和营卫，使神宁寐安。再服 3 剂，睡而安然，继服 5 剂，诸症悉平。后以人参归脾丸、逍遥丸以善其后。

（4）调和营卫治睡而不实易醒

若惊恐伤心或思虑过度，营卫逆乱；或心肝血虚，营难固卫；或气血虚弱，营卫运行不畅；或胆气不足，营气衰少而卫气内伐；或饮食过度，胃腑负担过重，扰动卫阳，则睡而不实易醒。治疗时宜在辨证论治的同时，参以调和营卫之法。具体用药时宜桂枝、白芍等量同用，意在调畅营卫，使神宁寐实。

曾治赵某，女，33 岁，农民。1988 年 6 月 23 日初诊。

素患癔症，性格孤僻，胆小怕事，时感自身生命安全难以保障，夜间不敢入睡，睡而不实易醒以备自卫。眼圈发暗，表情淡漠，食欲不佳，舌质淡，苔薄白，脉弦缓。

诊断为胆虚恐惧证，拟温胆汤加黄芪 30 克、乌药 10 克、桂枝 10 克、天竺黄 6 克、龙骨 30 克、牡蛎 30 克以调治。

服药 10 剂，除恐惧感略减外，余症同前。以原方加白芍 10 克，意欲与桂枝相配调和营卫使神宁寐实。再服 15 剂，诸症悉平。

3. 结语

在浩如烟海的中医书籍中，可见记载着不少治疗睡眠异常的效法名方，对保障广大人民群众的身心健康起到了不可低估的作用。笔者以区区之辈，贸然提出调和营卫治疗睡眠异常之说，绝无标新立异之意，而是根据中医学对人体生命节律的认识，结合营卫运行规律对人体睡眠规律的影响和自己的临床体会，对调和营卫治疗睡眠异常的临床价值做一初步探讨，旨在敬告同仁在临床要不断拓宽思路，多途径寻求治疗方法。将调和营卫融汇于辨证论治的方药之中，以提高中医的临床效果，还中医治病求本的本来面目，望高明鉴之。

五、太息刍议

太息，即深呼吸，俗称叹息，是临床常见症状之一。它是人体胸中气机不利的病理反应，多见于肝郁气滞的患者。不少临床医生，一见患者善太息，即信手加几味疏肝理气的药物以对症治疗，因不加辨证，往往效与愿违。

笔者从事临床工作 40 余年，体会到太息和其他征象一样，既有可能见于实证，也有可能见于虚证。实者多由肝郁气滞或肺气不宣所致；虚者多由中气下陷或心气虚弱所为。今不揣冒昧，试将太息形成的机制和辨治体会做一初步探讨，与同道切磋。

1. 肝郁气滞

多因情志不遂、肝气不舒、郁结胸中、不得疏泄，以致胸胁疼痛，胸闷不舒，刺激患者深呼吸以求气消胁舒。深呼吸必然要加大肺的排气量，肝郁气滞的患者，肺泡内并无多余的气体积聚，故深呼气之前必须先做深吸气以做呼气的准备，而深呼吸根本不能梳理胸中郁结之肝气，仅是一种本能反射，故患者常频频叹息以求暂安。常见心烦失眠、精神沉默、不欲饮食、苔白脉弦等症。治宜疏肝理气，以逍遥散加香附、青皮、川楝子等品调治。

曾治王某，男，50 岁，农民。初诊日期：1988 年 9 月 6 日。

主诉：胸中憋闷，时时叹息，头晕目眩，睡眠不实，食欲不振 10 余日。

询之患者于半个月前因家庭不和，情志不遂，心绪烦乱，遂至于斯。望其眼轮发暗，舌质淡，苔薄白，切其脉弦，肝郁气滞之象昭然。治宜疏肝理气。

处方：

柴胡 6 克　　白芍 12 克　　当归 10 克　　茯苓 10 克

香附 10 克　　川楝子 10 克　　甘草 6 克

服药 3 剂，诸症悉平。

2. 肺气不宣

多因风寒束表，或痰热内阻，肺失宣降之职，肺气不利，壅滞胸中，以致胸中满闷，咳逆喘息，呼吸窒塞，刺激患者深呼气以图暂畅，而深呼气后，胸中气体大量减少，需深吸气以补充。深呼吸后，胸中郁滞之气暂时减少，故有一个较长时间的间歇期。其证常伴发热、咳喘、痰多、声高气粗等。治宜根据临床辨证以宣肺散寒、降气平喘或清热化痰、降逆平喘，并酌加紫苏子、厚朴、枳壳等品。

曾治尤某，男，36 岁，干部。主因胸胁憋闷、时有太息、发热头痛而于 1989 年 7 月 31 日求治于余。

症见患者时有太息，以深呼气为主，咳嗽频作，咳痰色白清稀，舌质淡，舌苔薄白，脉浮紧。

证属风寒束表，肺气不宣。

治宜解表散寒，宣通肺气。

处方：

麻黄 10 克　炒杏仁 10 克　羌活 10 克　前胡 10 克

半夏 10 克　苏子 10 克　　厚朴 10 克　甘草 10 克

服药 3 剂，发热头痛、咳嗽等症消失，仍时有太息，原方加枳壳 10 克，服药 3 剂，诸症悉平。

3. 中气下陷

多因大病久病之后，气血虚弱；或后天不足，气血亏虚；或劳倦过度，中气损伤，以致中气下陷，胸中气微，须深吸自然界清气以补充。深吸气后，肺泡、胸廓过度膨胀，复原时相应要有一个大幅度的呼气运动以维持平衡。深吸气后胸中大气暂时得以补充，故有一个较长的间歇期。

其证常伴体弱、神疲乏力、食欲不振、大便溏薄、腹部坠胀、面色㿠白、脉细无力等症。治宜升阳举陷，以补中益气汤加减治之。

曾治张某，女，58 岁，职工家属。1991 年 3 月 18 日初诊。

患太息 1 年有余，屡服中西药品效果不佳。症见面色萎黄，语声低怯，时有太息，以深吸气为主，食欲不佳，食后脘腹胀满，太息加重，舌淡苔白，脉细弱。

脾胃虚弱、中气下陷之象昭然。

治宜健脾益气，升阳举陷。

处方：

柴胡 6 克　　当归 10 克　白术 10 克　党参 12 克

黄芪 30 克　枳壳 10 克　升麻 3 克　　甘草 6 克

服药 3 剂，证无进退。因怀疑患者胃下垂，嘱其去医院做胃镜检查。3 日后患者告知，经县医院 X 线钡餐造影检查，果真患有胃下垂。但太息、腹胀、纳呆如故。余告之此系慢性病，心急不得，宜从缓图治，患者信之，照原方坚持服药近 1 个月，诸症豁然。

4. 心气不足

多因失血过多，心失所养；或思虑过度，心脾两虚；或大病久病之后，气血双亏，以致心气不足，膻中空虚，须深吸自然界清气以填充。《内经》曾云："思忧则心系急，心系急则气道约，约则不利，故太息以伸之。"此型患者太息间歇时间长，临证时偶尔一见。且常伴心悸、怔忡、易惊、失眠、健忘、舌淡、苔白、脉弱或缓等症。治宜益气养血、安神补心。临床应酌选归脾汤、补心丹随症治之。

曾治赵某，女，45 岁，农民。患太息 2 年，服中西药品无数，弗效。于 1991 年 10 月 13 日求余诊治。

患者症见时有太息，以深吸气为主，心悸、心烦、失眠、舌淡、苔薄白、脉细而无力。

辨证：心脾两虚，神失所养。

治宜健脾益气，养心安神。

处方：

党参 15 克　　黄芪 30 克　白术 10 克　炒枣仁 15 克

柏子仁 10 克　当归 10 克　陈皮 10 克　甘草 6 克

服药 6 剂，心悸心烦消失，继服 5 剂，太息消失，继以人参归脾丸以善其后。

总之，太息是机体对病痛刺激的本能反应，既可见于实证，也常见于虚证。实者以深呼气为主，欲吐出胸中郁结壅滞之邪气；虚者以深吸气为主，欲迅速补充自然界清气以合成宗气。临床应根据呼吸双方的程度对比，结合临床兼证，顺其所欲而辨证论治。

六、偏头痛辨治三法

偏头痛是一种以单侧周期性发作的剧烈头痛为特点的临床综合征。它发作前往往有视觉方面的前驱症状，多伴有恶心呕吐。其发病机制目前尚未完全明了，多数学者认为系头部血管舒张障碍所致，但头痛出现在哪一阶段尚无定论，可能与神经紧张有一定关系，故也称血管神经性头痛。对其治疗，西医仅能暂时控制症状，易于反复发作；中医学对该证的辨证论治，也无统一标准。近几年来，笔者根据中医学对该证的认识，结合西医学的观点，从临床实践中摸索出了3种辨证论治方法，疗效较为满意。兹不揣冒昧，介绍于下。

1. 活血理气，疏达少阳，舒神止痛法

本法适用于肝郁血瘀、性情不畅、清窍痹阻所致的偏头痛，它是临床最常见的一个类型，症状典型，反复发作。常见一侧剧烈头痛，有搏动感，难以忍受，影响正常的工作和睡眠，常伴头晕眼花，恶心呕吐，舌质正常或偏暗淡，苔薄白，脉弦紧。

治法：活血理气，疏达少阳，舒神止痛。

方药：散偏加蜈蚣汤。

处方：

川芎 30 克　　白芍 15 克　　白芷 12 克　　香附 12 克

白芥子 10 克　郁李仁 12 克　柴胡 12 克　　蜈蚣 2 条

甘草 10 克

方中川芎开郁、活血、祛风，能舒神缓痉止痛，为治疗头痛要药，善治精神不舒、循环障碍之偏头痛，常用量 3 克～10 克。本方川芎用量偏大，似有温燥辛窜之弊，但有郁李仁性平而润燥通便，缓和其温燥辛窜的不良反应，且对精神不舒之头痛有特效，二者相配，相得益彰，取其用而制其弊，为治疗血管神经性头痛之佳品。

偏头痛部位正当少阳循行之处，故方中配柴胡、白芍、香附疏达少阳，且柴胡可祛风止痛；白芍苦寒敛阴养血，监制川芎的温燥之性，调节神经；香附理气解郁，舒神解痉止痛。白芥子散结止痛，激惹透窜，改善微循环；蜈蚣祛风镇痉止痛，为神经系统机能药和循环系统体质药；甘草调和诸药，缓急止痛。诸药相和，中西药理交融，共奏活血理气、疏达少阳、舒神止痛之功。该方将中医的辨证论治和西医的因病施治相结合，整体调理和局部治疗相结合，是治疗血管神经性头痛的专方专药。

散偏汤系古代名方，用于治疗偏头痛确有良效。但该方源于何年何代？出自谁手？笔者忘却了，手头资料也无稽可查，仅记住了方剂的药物组成和川芎的特殊用量。

至于该方为什么要置川芎的辛窜劫阴之弊而不顾，刻意将川芎的用量用

至常规的 10 倍呢? 我想其用意有二: 一是偏头痛痛势剧烈, 病程缠绵, 非大量应用川芎则效不达的; 二是方中有白芍、郁李仁监制其温燥辛窜之性。

笔者初涉临床, 也将其视为孟浪之剂而一直不敢盲用, 直到用其他方法治疗无效时才谨慎试用, 结果只见其效而未见其弊。之后笔者用川芎治疗缺血性脑血管病时也常用至 15 克 ~ 30 克, 同时配以白芍, 未发现有不良反应, 由此可见本方有一定的安全性。

典型案例: 贾某, 女, 32 岁, 粮站职工。

患左侧偏头痛 3 年有余, 反复发作, 发作前头晕眼花, 疼痛剧烈, 常抱头而哭, 约 2 个月发作 1 次, 每次发作需服麦角胺方能缓解, 否则要持续 1 周左右才自行缓解。曾多方求治, 省、市、县级医院给药无数, 成效甚微。此次因偏头痛发作两天而于 1987 年 4 月 12 日求治于余。

症除上述外, 尚有干呕、厌食、心烦诸症。舌质正常, 苔薄白, 脉弦紧。

此乃神情抑郁、气郁血瘀、清窍痹阻所致之偏头痛。即以古方散偏汤原方加蜈蚣 2 条, 服药 3 剂, 头痛减轻, 继服 3 剂头痛消失。3 个月后偏头痛复发, 但痛势较缓, 又服原方 3 剂而愈, 随访 2 年, 未见复发。

2. 补益气血、疏达少阳法

适用于气血双亏、少阳经脉失于荣养之偏头痛, 临床少见。症见一侧头痛, 头脑发闷、发昏, 痛势不甚而缠绵难愈, 伴头晕眼花, 失眠健忘, 少气懒言, 心悸气短, 舌质淡, 苔薄白, 脉细弱。

治法: 补气养血, 疏达少阳。

方药: 八珍汤, 重用川芎, 加柴胡。

处方:

川芎 30 克　　白芍 15 克　当归 10 克　白术 10 克

熟地黄 10 克　党参 15 克　茯苓 10 克　甘草 6 克

柴胡 12 克

方中重用四物汤之川芎活血祛风, 上行头目, 逐瘀止痛; 白芍、当归、熟地黄滋阴补血, 监制川芎的温燥辛窜之性。且当归活血止痛, 白芍调节神经; 党参、白术、茯苓、甘草益气健脾; 柴胡祛风止痛, 引诸药直达少阳。

与白芍相配，疏肝解郁，疏达少阳。诸药相和，共奏益气养血、疏达少阳、活血止痛之功。

关于此种证型，古人有左血右气之说。即左半侧头痛属血虚；右半侧头痛属气虚，从左右论治。但验之临床，往往与实际情况相悖。因气血相依，一荣俱荣，一损俱损。血虚则气虚；气弱则血弱。绝无气虚血正常、血虚气正常之理。只不过有的以气虚为主、有的以血虚为主罢了。但与左血右气之说相比，也多有不符。我们不必拘泥于古人（主观臆想）的结论而按图索骥，只用气血不足这一种证型辨证就够了。

典型案例：苑某，男，29岁，农民。

患偏头痛已届五载，经多方求治，疗效欠佳。1991年2月9日经人介绍求治于余。患者面色萎黄，形体消瘦，语怯乏力，慢性病容。自述左侧头痛，虽不甚剧烈却绵绵不断，影响饮食睡眠，有时左侧头皮似有蚁行感，痛甚则头晕眼花，眼睑苍白，舌淡苔白，脉沉细。四诊合参，患者乃气血双亏（血虚为主）、少阳经脉失和之故。

治当养血补气以活血息风止痛。

处方：

川芎 30 克　白芍 15 克　当归 15 克　熟地黄 10 克

党参 15 克　黄芪 15 克　白术 10 克　茯苓 10 克

柴胡 12 克　甘草 6 克

服药 3 剂，患者精神好转，头痛减轻。以原方加蜈蚣 2 条，继服 5 剂，偏头痛消失。继以人参养荣丸以善其后，随访 1 年，未见复发。

3. 和解少阳法

适用于邪滞少阳、日久不去、经隧不通之偏头痛。此型偏头痛常因外感而诱发，临床少之又少。症见外感之后，单侧头痛，时轻时重，痛时则发热恶寒，头晕目眩，恶心呕吐，素常口干口苦，舌质正常，苔薄白或微黄，脉弦。

治法：和解少阳。

方药：小柴胡加川芎汤。

处方：

川芎 30 克　柴胡 12 克　半夏 10 克　党参 10 克

黄芩 10 克　甘草 10 克　生姜 3 片　大枣 5 枚

该方以小柴胡汤和解少阳，助正达邪；重加川芎，是取其上行头目、搜风活络止痛之效，与柴胡相配，直达少阳而治偏头痛。

该证型的偏头痛常见往来寒热，恶心呕吐，口苦咽干，目眩，脉弦。但临床上并不尽然，只要见一两项少阳病征象即可放心应用，"有柴胡证，但见一证便是，不必悉具"。

典型病例：苑某，女，45 岁，农民。

1 年前下田劳作，偶被雨淋，复感风寒。回家后即高热、寒战、头痛、呕吐。经治疗诸症消除，唯遗右侧头痛，时发时止。曾在省医院被诊断为血管神经性头痛，虽多方求治，疗效甚微。发作时常服麦角胺、安络痛等以图暂安。

1988 年 4 月 8 日，患者偏头痛发作，求治于余。症见右侧偏头痛，面部发红，自感寒热阵作，口苦咽干，舌质偏红，苔薄白，脉弦。查体温 38℃。无其他病理征象。

余思之良久，忽忆起先师仲景曾云："有柴胡证，但见一证便是，不必悉具。"遂以小柴胡汤原方，和解少阳，透达病邪，加川芎 30 克以祛风活血，通络止痛。服药 3 剂，头痛减轻，寒热消除，继服 3 剂，诸症豁然。随访 3 年，未见复发。以后曾治疗兼有往来寒热、发热面赤的偏头痛 6 例，皆有效验。

4. 结语

偏头痛是血管神经性头痛最典型、最突出的临床症状，就笔者所掌握的资料，中医学并无血管神经性头痛这一病名，仅散见偏头痛的零碎记载，就其发生机制，论述也相当简单，仅有气虚血虚、左血右气之说。

随着当代疾病谱的改变，西医学对疾病认识的加深，中医学也需要做出相应的改变。就偏头痛的发病部位而言，其部位正当足少阳胆经的循行之处，我们就可以理解为少阳经脉不畅。西医学认为可能系血管舒张障碍所致，那必有血流动力学、血液流变学方面的障碍。而活血化瘀、改善贫血可能会改变血流动力学、血液流变学方面的指标，且中医有"不通则痛""不荣则痛"之说，我们就理解为少阳经不通或少阳经脉失养；西医学认为该证可能与神经紧张有关，我们就可理解为肝气郁结或心神不舒。当然，这种解释可能有些牵强，但在中医学对此作出定论之前，这不能不说是一种比较科学的理解。"实践是检验真理的唯一标准"，我们还需要在今后的临床实践中不断检验这种理解的科学性。

川芎辛温走窜，上行头目，搜风活络止痛，为头痛要药，且现代药理研究证实其为循环系统和神经系统的机能药，对治疗精神不舒、循环障碍所致的偏头痛有特效；柴胡为少阳经的引经药，可疏肝解郁、散风止痛，现代药理研究证实其为神经系统机能药，能舒神止痛；白芍酸寒敛阴，可监制川芎的辛燥之性，配柴胡疏肝解郁，为神经系机能药，也可舒神止痛。

三者相伍，寒温并用，散敛相宜，活血补血，疏达少阳，局部治疗和全身调理相结合，中医传统理论和现代药理研究相结合，三法酌选，中医辨证论治与西医因病施治相结合，不失为治疗血管神经性头痛比较理想的方法。

七、从人体太极图看阴阳与神之间的关系

阴阳学说是中医基础理论的重要组成部分，它的代表意义非常广泛。本文所讨论的阴阳系指人体的阴精阳气相互转化的生理反应和六淫、七情、饮食、劳倦等致病因素作用于人体后（如从寒化热等）所产生的病理变化。

神在中医学中分为狭义之神和广义之神，即心所主的精神意识思维活动及整个人体生命活动的外在表现。

关于阴阳与神的相互关系，历代医家都有系统的论述。这些论述或者来源于临床实践体会；或者来源于思维逻辑推理，都比较抽象深奥，给初学中医者带来了一定的困难。本文旨将人体阴阳与神之间的关系标示于太极图上，力求将阴阳的各种变化所引起的神的改变都从抽象和逻辑推理中解放出来，变成一个一目了然的教学模型。

人体太极图是唯象中医学事业的开拓者周伟俊先生在古代太极图的基础

上，根据《周易》的三才思想，结合人体的生理病理实际而创制的。从这个图中可以看出，人体和茫茫的宇宙一样，是一个复杂而又有规律的巨系统。这个系统错综复杂的生理功能和病理变化，都是阴阳二气运动变化的结果。阴阳二气互相环抱，阴中有阳，阳中有阴，充分体现了阴阳之间相互对立、相互依存、相互消长的关系。阴精阳气的相互对立、相互消长，产生了人体的生命活动——神。由于神是人体阴阳二气运动变化体现于外的外在征象，故将神标示于图的中间部分。（见图1）

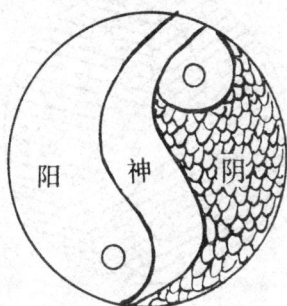

图1 人体太极图

人体阴阳的消长变化在正常情况下是在一定的限度内进行的，是一种相对的动态平衡，而且有一定的规律。在这种正常的生理状态下，神居于中，阴阳相交而均衡，此时人的思维敏捷，动作灵活，目光炯炯，形体肥瘦适中，血压、呼吸、体温、脉搏、心率、饮食、二便等机能活动平和而正常，即《内经》所谓"阴平阳秘，精神乃治"。（见图2）

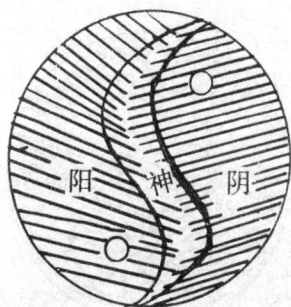

图2 阴平阳秘，精神乃治。神位阴阳均衡，机能活动平和正常

在病理情况下，若人体阳气亢盛，或阳邪外袭，或情志化火，或过食辛热，助阳耗阴，阳气相对偏亢，阳亢则阴相对不足，神居中位，不可偏倚。阳气就会侵占神位的绝大部分，神也就会偏于阳性。人的生命活动也就显现出热盛及机能亢奋有余的表现，如高热、烦渴、狂躁、面赤、多动、消谷善饥、呼吸急促、溲赤便秘、舌红苔黄、脉数或促等，此即《内经》所谓"阳盛则阴病""阳盛则热"。（见图3）

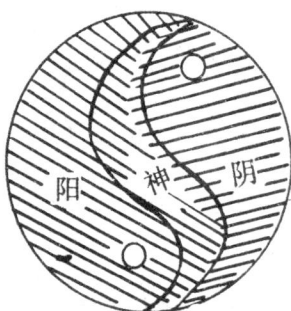

图3 阳盛则阴病，神位偏阳性，机能活动呈现热盛及亢奋有余的表现

若素体阴盛，或阴寒之邪外袭，或过食寒凉，或邪从寒化，助阴抑阳，阴盛则阳相对不足。神居中位，大部分被阴所强占，神也就偏于阴性。人的生命活动也就表现出寒盛及机能蛰伏不伸的表现，如恶寒、发癫、面白唇青、少动、懒言、腹胀纳呆、肢厥身凉、溲清便溏、舌淡苔白、脉沉迟或缓等 此即《内经》所谓"阴盛则阳病""阴盛则寒"（见图4）。

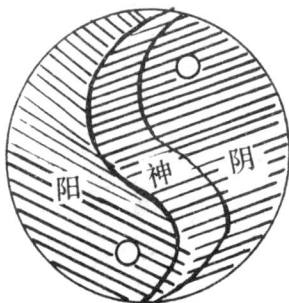

图4 阴盛则阳病，神位偏阴性，机能活动呈现寒盛及蛰伏不伸的表现

若阳气不足，阴就相对偏亢，太极之中的神也就因阳亏而以阴代偿补充，但阴本不盛，只能勉强应付，其密度相对降低，神位虚阴弥漫，人的生命活动也就以虚寒（阴占阳位，本应现寒，但阴本不盛，占位后势力减弱，神位虚阴弥漫，故呈虚寒）及功能低下的表现为主，如肢冷、体温偏低、畏寒喜暖、面色苍白、神疲乏力、形体虚胖、自汗多寐、阳痿、溲清便溏、舌淡苔薄白、脉虚或微，此即《内经》所谓"阳虚则寒"之意。（见图5）

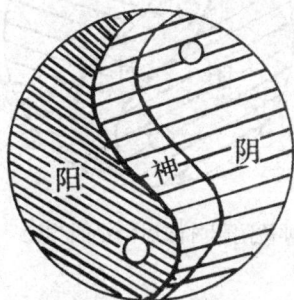

图5 阳虚则寒，神位虚阴弥散，机能活动呈虚寒及功能低下的表现

若阴精不足，阳气相对偏亢，居于中位的神因阴精虚少，必以阳气代偿补充。但阳本不盛，勉强填充后必然密度降低，神位虚阳弥漫，功能相对不足。虚阳占据神位大部分，人的生命活动也就体现为虚热及假性亢奋的表现，如五心烦热、体温升高、颧红、少寐、遗精盗汗、形体消瘦、尿少便秘、舌红少苔、脉细数，此即《内经》所谓"阴虚则热"之意。（见图6）

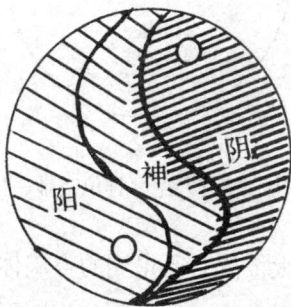

图6 阴虚则热，神位虚阳弥散，机能活动呈虚热及虚性亢奋的表现

若阴损及阳，阳损及阴，阴阳互损，情况比较严重。神位阴阳都现不足，即使代偿后也不能充分相交，中间空虚，人的生命活动也就极度低下，表现为气息微弱、动作艰难、目光呆滞、精神萎靡、意识恍惚、齿松发脱、二便失禁、舌淡或紫暗、脉微欲绝。（见图7）

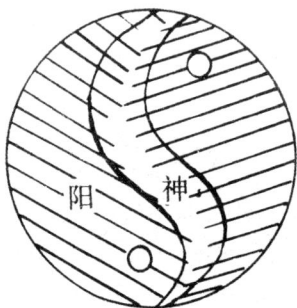

图7 阴阳俱损，神位阴阳弥散后仍不能相交，机能活动极度低下

若阴阳完全离决不能相交，则神无所依附而散失，太极图成了一个白圈，人的生命活动也就停止了。此即《内经》所谓"阴阳离决，精气乃绝"。（见图8）

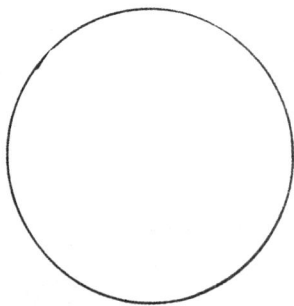

图8 阴阳离决，精气乃绝，神位空虚，生命活动终止

以上是笔者参悟人体太极图后所得到的点滴体会，意欲将中医学的一些抽象深奥的理论直观地表示于简单的平面几何图形上，为中医模式教学抛出一块引玉之砖。

第二章 临证发微

一、温补心肾治纳呆

纳呆，即食欲不振，是胃不主纳、脾不运化的病理反应，常见于各种慢性疾病特别是消化系统的各种疾病之中，但无其他征象，仅以纳呆就诊的患者在临床并不少见。医者见此，往往以健脾和胃、消食导滞、清胃祛火等法调治，往往立见成效。但效与愿违者也屡见不鲜。殊不知脾胃须赖心肾之阳的温煦方能司受纳运化之职，胃赖心阳温煦喜受纳，脾须肾阳温煦才运化。脾胃于五行属土，根据五行生克的规律，火可生土。生理之火主要源于心火和命门之火。《内经》有云："少火之气壮。"大抵不知饥饿，食后艰化者，其病以脾虚为主，治宜以健脾为首；饮食无味，知饥不食，食亦易饱者，其病以胃弱为主，治当以开胃为要。同时参以温补心肾之品，补火生土，增强脾胃运化的动力，促进食欲。

曾治田某，男，39岁，工人。

主因食欲不振，屡服胃蛋白酶、鸡内金片、山楂丸、干酵母等无效，于1982年6月10日求治于余。患者自述：吃任何食物都没有味道，遂感到饥饿也无食欲，稍食即饱，但坚持吃下去胃中也不十分难受，二便正常，舌质淡，舌苔薄白，脉弱。

证属胃弱纳呆，治宜健脾开胃。

处方：

党参 10 克　　白术 10 克　　茯苓 10 克　　焦三仙各 10 克

石菖蒲 10 克　　鸡内金 10 克　　甘草 6 克

水煎服，日 1 剂。

服药 3 剂后，证无进退。余思虑再三，患者胃弱可能与火不生土有关，遂于原方加附子 6 克、桂枝 10 克以温补心肾之阳，服药 3 剂，病显转机，再服 3 剂，食欲正常。

又治张某，女，55 岁，县城居民。1988 年 5 月 15 日初诊。

患者自述：食后胃脘胀闷不适近 1 个月，曾服越鞠保和丸、槟榔四消丸、胃蛋白酶及中药无效。起初不敢吃饱，现在见食物即反感，食欲明显减退，舌质淡，苔白腻，脉细略滑。

观前医所处之方，皆健脾消食之品，可谓药证相符。不效之因，可能是火不生土、脾失健运之故。

治宜温补心肾以补火生土，健脾消食。

处方：

党参 10 克　白术 10 克　鸡内金 10 克　附子 10 克

肉桂 10 克　茯苓 10 克　焦槟榔 10 克　焦三仙各 10 克

大黄 10 克　甘草 6 克

服药 3 剂，食欲略增，继服 4 剂，食后胃脘爽快，食欲正常。

火生土是五行学说的基本内容之一，温补心肾即温补身体的正常生理之火，可助脾胃运化之功。自笔者在临床悟出这一奥秘后，凡遇有食欲不振而辨证为脾胃虚弱者，即参以温补心肾之法，皆应手而效。由此可证五行学说之不谬也。

二、辨证施治嗜异症

嗜异症，即嗜食异物症。除小儿嗜食泥土、炉渣、火柴外，成人嗜异症临床比较罕见。究其成因，西医学目前尚无定论，一般认为与小儿感染蛔虫或成人自主神经功能紊乱有关。因病因不明，治疗往往乏效。笔者从多年的临床实践中摸索出了一点经验。兹就其发生机制和辨治体会做一初步探讨。

1. 嗜食泥土、炉渣、火柴

此症多见于小儿，常伴食欲不振、发结如穗、肚腹胀大、面色萎黄、形体消瘦等症，一般多认为与虫积有关，采用驱虫化积的方法治疗。但验之于临床，疗效并不理想。考小儿脏腑娇嫩，形气未充，神经系统功能尚不健全，大脑对食物和味道的喜恶尚未定型。同时小儿"脾常不足"，胃阴易亏，加之喂养不当或感染诸虫，伤及脾胃，气机紊乱，则可发生嗜异症。可见小儿嗜异症与脾常不足、形气未充和神明蒙昧有关。其治当以健脾醒神为首务。余常以鸡内金、石菖蒲、麦芽、山楂、怀山药各等分，炒焦为末，组成"嗜异散"治疗此证，每每获效。

本方以鸡内金消食积壅滞；麦芽醒脾开胃消谷积；山楂醒脾开胃消肉积；石菖蒲醒脑开窍、化湿开胃；山药滋补脾肾，养阴生津。各药炒焦，气味芳香，调于菜汤或米粥内，儿童乐于接受。若感染蛔虫者，再配以使君子化积驱虫，则食异可除。

曾治杨某，男，2 岁。1994 年 2 月 11 日就诊。

嗜食泥土约 1 个月，家长打骂、恐吓皆无济于事，常弄得满嘴是泥，曾服阿苯达唑无效。症见患者发结如穗，肚腹胀大，青筋暴露，叩之如鼓，食欲不振，形体消瘦，舌淡苔白，指纹正常。

辨证：脾胃虚弱，神明蒙昧。

治宜健脾醒脑开胃。

以嗜食散治疗 1 周，患儿不再嗜泥土，随访 2 个月未发。

2. 嗜食咸盐

此型患者对于食盐常觉香而不觉咸，嗜盐如命，不能自控，见盐即食。古人云："嗜咸必口淡。"口淡患者临床多见脾胃虚弱、湿浊内蕴，故其治当以健脾祛湿为要。

曾治张某，男，18 岁，学生。1986 年 1 月 8 日初诊。

自述食盐口感香醇无比，一见盐即不能控制自己，必口含一块一饱口福。问余有无方法可治。其舌淡苔白而滑，脉缓，二便自调，饮食尚可，食盐后也不感到口渴。

证属脾不健运，湿浊内阻。

治宜健脾燥湿。

处方：

白术 10 克　　苍术 10 克　　茯苓 10 克　　　陈皮 10 克

佩兰 10 克　　半夏 10 克　　石菖蒲 10 克　　甘草 6 克

本方以白术健脾燥湿；苍术、茯苓、陈皮、半夏燥湿健脾；佩兰化湿和中；石菖蒲化湿醒脾开窍；甘草健脾益气，调和诸药。

服药 3 剂，嗜盐欲减轻，又服 5 剂，口含盐块即感恶心，从此嗜盐欲消除。

3. 嗜食醋酸

此型患者闻醋即感香醇扑鼻，必大量饮之而后快。考肝主酸，多食酸之人必肝气旺盛，而肝旺又会克制脾土，脾虚肝旺之势在所难免。其治当健脾疏肝、扶土抑木。

曾治范某，女，38 岁，农民。1989 年 2 月 28 日就诊。

患者自诉近 2 年来，闻醋即感醇香扑鼻，必饮二两以上为快。起初见醋必喝，现在发展到想起醋来就得喝，否则神疲乏力，心绪烦乱，难以劳作。曾多方求治不效。查患者面色萎黄，食欲不振，舌质淡，苔薄黄，脉弦数。

辨证：脾虚肝旺，味觉异常。

治宜清肝泻火，健脾开胃。

处方：

柴胡 6 克　　　白芍 12 克　　栀子 10 克　　　黄芩 10 克

白术 10 克　　茯苓 10 克　　石菖蒲 10 克　　焦山楂 10 克

焦麦芽 10 克　焦六曲 10 克　龙胆草 10 克　　甘草 6 克

方中以柴胡、白芍疏肝柔肝；黄芩、栀子、龙胆草清肝泻火；白术、茯苓健脾益气；焦山楂、焦麦芽、焦六曲健脾开胃，加山楂还有"以酸制酸"之意；石菖蒲化湿醒脾；甘草调和诸药。

服药 5 剂，病显转机，继服 5 剂，嗜酸消除。随访 2 年未复发。

4. 结语

嗜异症在临床并不多见，方书也鲜有记载。病机复杂，治疗比较困难。但不管它的临床症状多么复杂，其病机总与脾虚失运有关，与心气不和也有直接关系。《灵枢·脉度》说："心气通于舌，心和则能知五味矣。"临证应在复杂多变的症状中，找出辨证的突破口，在辨证论治的基础上，参以健脾、开胃、醒神之品，则嗜异症可以除矣。

值得一提的是，石菖蒲具有健脾开胃、醒神开窍之功，治疗嗜异症有独特疗效，这与西医学自主神经功能紊乱学说不谋而合，值得临床进一步研究探讨。

三、益气通肠治阴结

阴结，系指脾胃虚寒，寒邪凝滞，大便秘结，数日或十余日不行，腹部按之坚硬，微痛或隐痛，饮食减少或正常的一种病证。其辨证要点是：大便秘结，腹部坚硬不胀，饮食如故，小便正常。此证在临床极为罕见，笔者从医数十年，偶遇三五例，且常见于一些慢性病如脑血管病的发病过程之中。

曾治王某，女，47 岁，农民。1987 年 4 月 15 日来诊。

患者自述：近 10 日来大便不行，腹部不胀，饮食不少。患者患脑血栓后遗症，行动不便，腹部按之坚硬，苔白，脉沉实有力。

此属阴结，仿温脾汤意治疗。

处方：

大黄（后下）12 克　附子 10 克　干姜 10 克　白术 10 克

厚朴 10 克　　　　枳实 10 克　芒硝（冲）10 克

服药 3 剂，大便未行，反增腹痛。余细思之，药证相符，为何不效？百思不得其解。正当一筹莫展之际，忽忆起一本古书（具体书名忘记了）曾说：白术大剂量应用至一两以上可通大便。我想这可能就是白术益气通肠的功效吧。

本例患者服药无效之因，可能是久病脾虚、寒湿凝聚、阻碍气机、传导不力之故。既然白术能益气通肠，何不大剂量应用白术一试？遂以原方加大白术剂量至30克，2剂知，3剂愈。

以后在临床凡遇有大便数日不行、腹部坚硬却不感胀满、饮食如故、小便正常的阴结患者，笔者都加大白术剂量进行治疗，皆应手而效。

四、活血化瘀治呕吐

呕吐是内科常见病之一，临床治疗方法众多。但对于一些顽固性呕吐（如神经性呕吐等）目前尚无特效疗法。近几年来，笔者试用活血化瘀法治疗顽固性呕吐，疗效较为满意，兹将自己的肤浅体会简介于下。

1. 理论依据及应用方法

胃腑以通为用，胃气以降为顺。呕吐的病因虽多，但其基本病机不外胃失和降、胃气上逆。由于气与血的关系密切，气机紊乱可导致血运失常，血运失常也可引起气机紊乱。

肝气郁结日久，气滞血瘀，阻于胃络，胃失和降可致呕吐；肝火犯胃或胃中积热，迫血妄行，溢于脉外，离经之血滞留，阻碍气机，胃失和降可致呕吐；寒邪直中或脾肾阳虚，寒自内生，血为寒凝，阻碍气机可致呕吐；脾胃虚弱，气虚无力推动血行，瘀血停滞，气机紊乱，也可发生呕吐。

由此可见，瘀血阻络、阻碍气机是导致呕吐的重要原因之一。长期反复发生呕吐，气机紊乱，也可导致瘀血阻络。二者交替为患，互为因果，形成恶性循环，以致某些顽固性呕吐缠绵难愈。因此，从活血化瘀的角度探讨对一些顽固性呕吐的治疗方法，对于开拓活血化瘀法的应用范围，丰富呕吐的治疗方法，提高中医的临床疗效，均具有一定的现实意义。

在具体治疗时，凡是顽固性呕吐，皆可加入活血化瘀之品，不必拘泥于舌紫暗、脉涩等瘀滞之象。脉症显瘀滞之象者，可用活血化瘀的方剂如膈下逐瘀汤等进行治疗。对于没有瘀血之象者，应结合全身征象，在辨证施治的方剂中配以活血化瘀药如桃仁、牡丹皮、大黄、赤芍、莪术等以增强疗效。

2. 验案举要

案 1：田某，女，28 岁，农民。

患者于 1980 年 12 月做人工流产后情志不遂，发生呕吐，余先后用四七汤、旋覆代赭汤、小半夏加茯苓汤等化裁图治，病情有进无退。又改用肌注甲氧氯普胺、静点维生素 B$_6$ 等药物，弗效。

迁延至 1981 年 1 月 18 日，患者再次邀余诊治时，频发呕吐，不能进食，需每日静点葡萄糖等以维持生命。患者面色萎黄虚浮，时有自汗，胸胁胀满，胃脘部按之不适，二便正常，舌嫩红有齿痕，脉弦细。

余苦思良久，该患者呕吐发生于产后，又有肝郁病史，日久不愈，是否与瘀血阻于胃络有关？遂于旋覆代赭汤内加入桃仁 10 克（炒）、当归 10克、牡丹皮 10 克、赤芍 10 克，服药 2 剂，病显转机，继服 4 剂，呕恶即除。继以异功散加减调治以善其后。

案 2：赵某，男，62 岁，农民。1985 年 4 月 10 日就诊。

患者于 1979 年 3 月因情志不遂，发生呕吐，经治未愈，病情日重，以致食已即吐。每因环境、精神因素影响而诱发。先后经省、市、县多家医院诊断为神经性呕吐，屡服中西药品无数，弗效。

现症：食已即吐，每逢情志不遂而呕吐更甚，须将胃内容物吐尽为快。患者形体消瘦，面色萎黄，饮食尚可，二便自调，舌质暗淡，苔边白中黄，脉弦。

证属气滞血瘀，阻于胃络，胃失和降。

治宜疏肝解郁，活血通络，和胃降逆。

处方：

柴胡 10 克	大黄 10 克	枳壳 10 克	桃仁 10 克
红花 10 克	牡丹皮 10 克	赤芍 10 克	白芍 10 克
沉香（后下）10 克	半夏 10 克	代赭石（先煎）30 克	甘草 6 克

3 剂。

4 月 14 日复诊：服药期间，呕吐未发，舌脉从前。多年沉疴，难以一时收功，原方去沉香 3 剂。

4月17日再诊：服药期间偶因情志刺激而呕吐1次，量甚微。舌脉已平。二诊原方3剂以资巩固疗效。随访1年，未见复发。

案3：盛某，女，42岁，农民。

患者连续3年秋后发生呕吐，时轻时重，经用中西药治疗，或仅取效一时，或无效，需持续一月余缓解。1989年秋后发生呕吐，极剧烈，在当地及县医院治疗无效，转石家庄市人民医院诊治。先后做胃镜及肝功能等多项检查，未发现器质性病变而诊断为神经性呕吐。经输液及对症处理10余日，疗效甚微，患者自动出院，后于1989年11月3日邀余赴诊。

患者面壁而卧，恶闻人声，形体消瘦，面色萎黄。自述食欲不振，食后10～30分钟即呕吐不已，需每日静点葡萄糖以维持生命。

患者口中和，二便调，胃脘部冷凉，得温则舒，气短乏力，声音低微，舌质淡，舌体胖大，舌苔薄白，脉沉细而缓。

此乃脾胃虚寒，日久不愈，寒凝血脉，胃络不和，阻碍气机，浊阴上逆之故。

治宜温中散寒，活血化瘀，降逆止呕。

处方：

党参30克　白术12克　干姜15克　莪术（炒）10克

甘草6克

服药5剂后，呕吐减轻，精神好转，服药期间食后偶显1次呕吐，量减少。继服3剂，诸症悉除。随访1年，未见复发。

按：案1患者病发于产后，气虚无力推动血行，复加情志不遂，肝气郁结，气滞血瘀，瘀血阻于胃络，胃失和降而发生呕吐。初诊时未能明辨病情，仅凭舌脉无瘀滞之象而未以活血化瘀论治，因而难以奏效，后在方剂中加入了活血化瘀之品，药证相符，故能应手而效。

案2患者病发于情志不遂，肝郁气滞，日久不解，气滞血瘀，阻于胃络，胃失和降，发生呕吐。因失治日久，瘀滞之象昭然，故取行气化瘀的膈下逐瘀汤，略事加减，使多年沉疴得以康复。

案3患者脾胃虚寒，日久不愈，寒凝血脉，胃失和降。因此时笔者已明了瘀血阻络、胃失和降是发生呕吐的基本病机，起初便加入了活血化瘀的莪术，所以有桴鼓之效。

五、温通逐瘀利湿治黄疸

黄疸分为肝细胞性黄疸、阻塞性黄疸和溶血性黄疸。本节主要讨论肝细胞性黄疸和阻塞性黄疸的治疗方法。肝细胞性黄疸和阻塞性黄疸是肝、胆、胆管、胰腺等疾病的主要临床表现，它的严重程度虽不和疾病的严重程度成正比，但对于患者及其家属的心理影响极大。

目前，中医及西医学都对黄疸的治疗做了大量的研究并取得了很大的成绩，但黄疸的消退时间仍然较长。为了探讨消除黄疸迅速而有效的治疗方法，笔者查阅大量的古今医学文献，结合自己的临床经验教训，自拟具有温通利湿、疏肝健脾、祛风活血退黄作用的"灵仙退黄汤"治疗此证，使黄疸的消退时间明显缩短，退黄率明显增高，现总结报告如下：

1. 理论依据及方药应用

中医学认为，黄疸的主要病因是"湿"，《金匮要略·黄疸病脉证并治》指出："黄家所得，从湿得之。"自元代罗天益《卫生宝鉴》问世以来，历代医家多将黄疸分为阴黄和阳黄论治。阴黄当温阳化湿，阳黄当清热利湿。

笔者认为，既然阴黄、阳黄的主要病因均以湿为主，其治当以祛湿为首务。但湿为黏腻之邪，胶滞难除，非温不化。阳黄单用苦寒之品清热利湿，恐有损伤阳气以致湿遏热伏之虞；阴黄过用温燥之品助阳化湿，恐有损伤阴血而致阴虚湿滞之弊。

同时脾司运化，主湿恶湿，脾不健运则生湿，湿阻中焦，阻遏气机则影响肝胆的疏泄；肝胆气机不利又影响脾胃的运化功能，二者互为因果，形成恶性循环，以致黄疸缠绵难愈。因此，治黄疸应在利湿的基础上加入药性偏温、健脾升阳而又不致恋邪的药物，既使三焦通利，内湿排泄于下；又令阳气蒸腾，湿邪宣散于外。

此外，黄疸的病机又与"瘀"有关，肝细胞损伤的患者多具有肝脾肿大压痛等症状，属于"癥瘕"范畴。汉代张仲景《伤寒杂病论》也有用抵当汤、猪膏发煎治疗黄疸的记载，故笔者认为治黄疸应在利湿的同时加入活血化瘀之品以活血退黄，清除血胆红素。人体表里相通，水液有一部分从皮肤排泄。因此，治黄疸宜加入祛风胜湿之品以发散湿邪，利于退黄。肝胆疏泄失常也是形成黄疸的重要因素，故治黄疸还应加入疏肝、柔肝、利胆之品。通过以上分析，黄疸的治则应当是温通利湿、疏肝健脾、祛风活血。

"灵仙退黄汤"由威灵仙 30 克、车前子 30 克、丹参 30 克、黄芪 20 克、炒王不留行 20 克、秦艽 15 克、白芍 10 克、柴胡 10 克、大黄 10 克、炒莪术 10 克、白术 10 克、甘草 6 克组成。

方中主药威灵仙辛、咸、微温，可祛风胜湿，化瘀软坚，消积止痛。笔者曾试用威灵仙治疗急性黄疸型肝炎 6 例，黄疸全部消退，平均退黄期 12 天，2 个月肝功能复常 5 例，故体会到该品对缩短退黄期及肝功能的恢复有良效，是否有促进肝细胞修复及利胆作用尚有待研究。秦艽苦、辛、微寒，祛风胜湿，兼通二便。《本草纲目》称其"祛阳明之湿热"。二者相配有发散风湿之效，使湿邪从汗孔而散；车前子甘、寒，清热利尿，使湿邪从小便而下；大黄苦、寒，清热燥湿，逐瘀通便，使湿邪从大便而出。

柴胡微苦、微寒，疏肝解郁；白芍酸、苦、微寒，养血柔肝。二者相配，疏柔相宜，且现代药理研究柴胡还有利胆作用。黄芪甘、温，补气利尿，《本草纲目》言其能治女劳疸，张锡纯称其为补肝主药，与莪术、大黄配伍化瘀祛湿而不伤正气。白术甘、苦、微温，健脾燥湿，炙甘草甘、温、益气，和中止痛，三者相配，升阳祛湿，助正达邪。王不留行苦、平，去胸胁之恶血；丹参苦而微寒，逐瘀生新，促进脂肪代谢。诸药相和，寒温并用，散敛相伍，祛湿不伤阴，清热不伤阳，逐瘀不伤血，补正不恋邪，不言祛毒而毒邪自散，湿热分消而黄疸消退；瘀去新生而血洁肝缩；中气健运而肝功复常。因药性温和，故阴黄、阳黄皆宜。

加减：本方药性温和，阴黄、阳黄皆宜，一般不须加减，湿热严重者可加栀子、茵陈等清热利湿之品；阴伤之象严重者可酌加女贞子、杞果（枸杞）等滋补肝肾之品；阳气衰微者可酌加人参、附子等益气助阳之品。

2. 验案举要

案 1：王某，女，68 岁，农民。

患者于 2 个月前因黄疸、周身乏力、腹部疼痛、食欲不振而去省四院诊治，B 超发现胰头部有一 3cm×2cm 大小的肿块及肝脏肿大。化验血清淀粉酶 96U/L，碱性磷酸酶 20U/L，甲胎蛋白阳性。诊断为胰头癌并发肝转移。经化疗及服中药治疗，黄疸日益加重，体质每况愈下。1991 年 6 月 24 日邀余赴诊。症见患者面目皮肤黄而灰暗，眼圈发黑，食欲不振，骨瘦如柴，精神疲惫，肝肋下 3cm，质硬而不光滑，舌质淡白，脉细弱。

中医辨证：黄疸（阴黄）。

证属中气虚衰，湿蕴发黄。

观前医所处之方，皆茵陈术附汤、茵陈五苓散之意，遂改用温通利湿、疏肝健脾、祛风活血退黄的灵仙退黄汤原方，5 剂而黄疸减轻，食欲增强，精神好转。继服 10 剂，黄疸消退，腹痛消失。停药 3 个月后黄疸复发，再服 10 剂，黄疸消退。直至患者死亡前约 1 年，黄疸都得到较好的控制。

案 2：张某，男，50 岁，村干部。

患者于 3 天前突发高热，巩膜皮肤发黄，而急到省二院诊治。经 CT、B 超、化验诊断为亚急性重型肝炎，省二院拒绝治疗而赶往县医院，县医院也拒绝治疗，家属准备好了后事，因系在职村干部，乡党委都准备好了开追悼会的悼词。

1981 年 5 月 13 日邀余赴诊，见患者面目身体黄而发亮，高热拒衣被，神昏谵语，水米不进，舌红苔黄燥，脉弦数。见此笔者也甚感茫然，只好死马当活马医，即以地塞米松 200 毫克、牛黄醒脑 1、2 号各 200 毫升（此 3 种药的用量都超过正常剂量的 10 倍，实属无奈，这是迫于病情不得已而采取的死马当活马医的应急举措，千万注意：患者若非病入膏肓、危在旦夕不可盲目应用，否则可能会给患者带来无尽的后患）、维生素 C 25 克、头孢曲松 4 克每日静点 1 次，羚羊角针 4 毫升每日肌注两次。连用 7 天，患者高热神昏好转后以灵仙退黄汤加赤芍、生地黄、紫草、黄连、白花蛇舌草连服 20 余剂，诸症悉平。且未发生坏死后肝硬化。患者生存十几年，直到 1996

年患心肌梗死去世，黄疸一直未犯。

案3：王某，男，43岁，四川广元人。

患者于1995年3月行体检时意外发现血胆红素指数增高，从此开始了漫漫的求医之路，广元市立医院、四川省立医院、四川省中医药研究院、成都中医药大学附属医院常见患者求医的身影，两年来服用中西药品无数，血胆红素持续不降。

其从《国家级科技功臣名录》一书得知我有退黄的方法，遂于1997年4月23日不远千里，前来求治。望其面目身体、舌质舌苔无异常，闻其气味、体味无特殊，问其饮食尚可、二便自调，无其他不适，切其肝脾、脉搏正常。仅有四川省立医院一张化验单显示血胆红素1.8mg/dL。余即试以"灵仙退黄汤"进行治疗。

处方：

威灵仙30克	车前子30克	丹参30克	黄芪20克
炒王不留行20克	秦艽15克	柴胡6克	白芍12克
大黄10克	炒莪术10克	白术10克	赤芍10克
当归10克	甘草6克		

水煎服，日1剂。

1个月后患者来信，胆红素指数已降至1.2mg/dL。效不更方，继以原方治疗1个月，患者来信称胆红素指数已恢复正常。

按：案1患者属阴黄，中气不足、脾胃虚寒、寒湿蕴结之象突出。案2属急黄，疫毒内结、湿热熏蒸之象昭然。案3为隐黄，四诊合参无特异征象，无所谓阴黄阳黄，仅凭一纸化验单而按图索骥；3例均可圈可点，各具特点，代表了笔者毕生所历黄疸患者，黄疸都得到了较好控制，可见温通利湿、疏肝健脾、祛风活血法的退黄效果肯定，阴黄阳黄皆宜。

六、补气升阳降血压

高血压属内科顽症，治疗颇感棘手。中医临床治疗方法众多，平肝降逆者有之；清肝祛火者有之；化痰祛浊者有之；滋水涵木者有之。笔者从多年的临床实践中体会到，补气升阳也是治疗高血压的基本法则之一。兹就其机制及其临床应用体会作一初步探讨。

考中医学并无"高血压"之称，现代中医多将其归属于"眩晕""头痛"等范畴。肝阳上亢、肝火上炎、痰阻清窍、阴虚风动，固可致眩致痛，然气虚也可致眩致痛。《灵枢·口问》说："上气不足，脑为之不满，耳为之苦鸣，头为之苦倾，目为之瞑（眩）。"若脾胃虚弱，或久病体虚，中气不足，推动无力，以致清阳不升，浊阴不降；或劳倦过度，损伤阳气，以致阳气下陷，浊阴上乘，皆可导致眩晕、头痛，故补气升阳也是治疗高血压的基本法则之一，为医不可不晓。

1. 补气升阳降压法

适用于清阳下陷、浊阴上乘所致的高血压。症见头晕、头昏、目眩、动则为甚、视物模糊、面色㿠白，或兼见心悸气促、腹部坠胀、内脏下垂、大便泄泻清稀等症，舌质淡、苔薄白、脉沉细。治宜补中益气汤加菊花、草决明、夏枯草、钩藤等品。

曾治田某，男，66岁，农民。

患高血压3个月有余，屡服尼群地平、降压灵、复方降压胶囊及镇肝潜阳之中药，效果不佳，于1991年10月5日求治于余。症见头晕、头昏、耳聋、耳鸣、动则头晕更甚，气短乏力，少腹坠胀，面色㿠白，纳谷不香，舌质淡，苔薄白，脉弦细而缓。查血压180/110mmHg。

中气不足，清阳下陷，浊阴上乘之象昭然。

治宜补气升阳降压。

处方：

黄芪30克	党参15克	白术10克	当归10克
柴胡3克	升麻3克	陈皮10克	菊花10克
双钩（钩藤，后下）12克	夏枯草12克	甘草6克	

服药15剂，头晕耳鸣消失，精力充沛，能参加正常体力劳动，复查血压120/80mmHg，继以补中益气丸以善其后，随访1年未见复发。

2. 健脾益气降压法

适用于脾胃气虚、清阳不升、浊阴不降所致的高血压。症见头晕、头昏、目眩、稍劳则甚、四肢乏力、面色萎黄、食欲不振、舌质淡有齿痕、脉弱或濡，或兼见四肢浮肿、恶心呕吐、大便溏薄等症。

治宜用六君子汤加夏枯草、菊花、草决明、钩藤等品。

曾治张某，女，46 岁，农民。

患高血压 1 年有余，伴眼底出血，屡服中西药品无数，效果不佳，或仅取效一时，或全然无效，1999 年 3 月 2 日求治于余。症见头晕、头昏、头痛、视物模糊、稍劳则甚、有时眩晕欲仆。素常食欲不佳，形体消瘦，面色萎黄。舌质淡、苔薄白、脉弱。血压 170/100mmHg。

辨证：中气不足，清阳不升，浊阴不降。

治宜健脾益气以降血压。

处方：

党参 15 克　　白术 10 克　　茯苓 10 克　　半夏 10 克

陈皮 10 克　　草决明 10 克　　夏枯草 10 克　　黄芪 15 克

焦山楂 10 克　　仙鹤草 12 克　　甘草 6 克

先后以此方加减调治月余，患者头痛头晕诸症消失，视力明显好转，血压降至 120/80mmHg。

3. 结语

补气升阳法治疗头痛眩晕是每个临床医生都知道的常规疗法，但由于世俗的偏见，以为高就是有余，当泻之、折之。于是医生每见患者血压升高，即把升提药视为虎狼之剂而不敢贸然使用。加之市售补中益气丸、脑灵素等中成药的药品使用说明书有的注有"高血压患者忌服"的字样，致使医患双方都谈补色变。

殊不知高血压和人体其他疾病一样，是人体气血阴阳失衡的病理反应。既可见于实证，也可见于虚证。中气下陷或脾气不足者，非补气升阳则浊阴不降，血压难以复常。

七、牙痛当分经论治

牙痛一症，临床常见。俗话说："牙痛不算病，痛起来要了命。"说明了牙痛的顽固和痛苦。作为一名基层医生，能够及时有效地控制牙痛症状，缓解患者的痛苦，不失为提高社会知名度的一种简单而又快捷的重要做法。笔者常年工作于基层，深知牙痛治疗之难。但所喜自己没有知难而退。经查阅大量古今医著，结合自己临床工作的经验教训，摸索出了一套分经治疗牙痛的方案，作为引玉之砖，提出来与同仁共同商榷。

牙痛同其他疾病一样，既有实证，又常见于虚证。实者多由胃火、肺火、肝火、胆经湿热、大肠湿热所致；虚者多为元气不足或肾精亏虚所为。大抵上下两扇牙俱痛或上牙一扇剧痛，痛势剧烈且喜冷饮拒按者多为胃火；上下牙两扇牙俱痛，痛势不剧，牙齿松动且不耐冷热刺激者为元气不足；仅下牙一扇牙疼痛，痛势不剧、牙龈萎缩且牙齿松动者多为肾精亏虚。局部一个牙或几个牙疼痛，上门牙疼痛属胃热；下门牙疼痛属肾虚；左下牙疼痛属肝火；右下牙疼痛属肺火；左上牙疼痛属胆经湿热；右上牙疼痛属大肠湿热。

具体遣方用药时，元气不足者应根据具体情况，酌选独参汤、河车大造丸、龟鹿二仙胶等治之；肾精亏虚者应根据虚火的大小，酌选六味地黄汤、补肾固齿丸、知柏地黄汤治之；胃火亢盛者宜选用清胃散、玉女煎治之。

局部牙齿疼痛者，余习以自拟牙痛方（防风 10 克、荆芥 10 克、生石膏 30 克、升麻 10 克、细辛 3 克、牡丹皮 10 克、羌活 10 克、甘草 6 克）；上门牙痛加生地黄、黄连；下门牙痛加熟地黄、山药、山茱萸，细辛用量加至 6 克；左下牙痛加柴胡、黄芩；右下牙痛加生地黄、黄芩；左上牙痛加龙胆草、栀子；右上牙痛加白芷、葛根。若牙痛久治不愈或疼痛剧烈者，也可酌加米壳、制草乌以加强镇痛之效。

八、旋覆代赭加赭汤治疗顽固性呃逆

呃逆，俗称"打嗝"，是膈肌痉挛的临床表现，在临床并不少见，多因饱食、冷空气刺激、辛辣食物刺激、药物刺激等诱发。偶尔发作，除给身体带来一定不适，有伤雅观外，并无大碍。长期反复发作，或见于某些慢性病、危重病的发病过程之中，就很棘手，甚至会给患者的生命带来威胁。这就不能不引起医生的高度重视。

顽固性呃逆属内科重症，虚实夹杂，缠绵难愈，治疗相当棘手。究其发病机制，不外胃气不足、浊气上逆。我们都知道，在大病、久病、危症、重症的抢救治疗过程中，多一分胃气则多一线生机。因此，如何尽快拯救胃气、重镇降逆，是治疗顽固性呃逆的关键所在。提到呃逆，多数医家就会想起汉代医圣张仲景的名方"旋覆代赭汤"和严用和的"橘皮竹茹汤"及张元素的"丁香柿蒂汤"。

"旋覆代赭汤"由旋覆花（包）10 克、代赭石（打，先煎）10 克、人参 10 克、生姜 10 克、甘草 6 克、半夏（包）10 克、大枣 3 枚 7 味药组成，治疗胃虚气弱、痰浊内阻而见心下痞硬、时时噫气等症。

"橘皮竹茹汤"由赤茯苓 30 克、橘皮 30 克、枇杷叶（刷去毛）30 克、麦冬（去心）30 克、竹茹 30 克、制半夏 30 克、人参 15 克、炙甘草 15 克组成，8 味药共研粗末，每次用 12 克，加生姜 5 片、大枣 3 枚同煎温服，治疗"胃虚有热，口渴，干呕呃逆"的证候。

"丁香柿蒂汤"由丁香 6 克、柿蒂 6 克、人参 3 克、生姜 5 片组成，治疗"久病之后，中气被伐，胃中虚寒而引起的呃逆"。

以上三方都是治疗胃气虚弱、呃逆噫气的良方，各有千秋，历经千百年临床检验而久用不衰。相比较而言，三方之中，"旋覆代赭汤"的重镇降逆作用似乎更大一些，且该方药源广泛，一般药店都易配齐，价格低廉，老百姓乐于接受。方中主药代赭石"镇气逆"，为治疗呃逆要药，但它属矿物质，质地沉重，仅用 10 克似乎药量不足，重镇降逆之力稍损。我临床习以重用赭石（100～120 克各半分包，一半研磨服药前吞服，一半随药同煎）组成"旋覆代赭加赭汤"随症加减治疗顽固性呃逆，疗效可靠。

曾治张某，男，67 岁，农民。1988 年 8 月 13 日就诊。

素患冠心病、心肌缺血、室性期前收缩、心悸气短，稍劳则甚，丧失劳动能力，7 月病情加重，住进省二院，治疗途中呃逆频作，难以控制，又转省中医院治疗。住院20余日，诸症好转而呃逆消除，遂出院回家。回家不到10日，呃逆又犯，心悸气短加重，求治于余。望其骨瘦如柴，气短不足以息，虚里搏动明显，舌淡苔黄厚而腻。问其食欲不佳，大便稀薄，切其脉细而结代。

四诊合参，证属心脉瘀阻、气血双亏、胃弱气逆。虚实夹杂，实属顽症。拟以养心通脉、气血双补、养胃降逆之法以调之。

处方：

人参10克 　　桂枝10克 　丹参15克 　黄芪15克

丁香6克 　　　柿蒂6克 　　黄连6克 　　红花10克

阿胶（烊）10克 　白术10克 　茯苓10克 　竹茹10克

甘草6克

到药房取药时柿蒂缺货，在外一时又不好找。遂改为：

人参10克 　桂枝10克 　丹参15克 　黄芪15克

黄连6克 　白术10克 　茯苓10克 　阿胶10克（烊）

代赭石30克（打，先煎） 旋覆花10克（布包） 当归10克 甘草6克

服药5剂，二次来诊：心悸气短、纳呆、便溏诸症减轻，呃逆如故，舌脉从前。原方代赭石加至100克，各半分包，一半研末服药前吞服，一半随药同煎。再服5剂，呃逆消失。

2008年春患者呃逆复发，延余诊治，大致又用上方原意，略事加减，5剂而愈。为求稳妥，患者要求再服3剂以巩固疗效。

又治赵某，女，45岁，教师。

患呃逆十余日，经治于数医，屡进解痉镇静药无效，2001年3月15日求我治疗。患者呃逆频作，声音响亮，心中烦闷，口中发酸，舌淡苔薄白，脉象弦细。

此木郁克土、胃中浊气上逆之故。拟疏肝降逆之法调治。

处方：

代赭石100克（各包50克，一包研细末服药前吞服，一包随药同煎）

党参10克 半夏10克 柴胡10克 白芍12克

黄芩10克 甘草6克 生姜3片 大枣5枚

水煎服,日1剂。3剂。

服药2剂后,呃逆明显减轻,再服1剂,药尽病安。

九、足浴汤治足跟痛

足跟痛是临床常见症状之一,虽不是什么大病,治疗却相当棘手。其发病特点是晨起下床后疼痛剧烈,常跛足而行,适当活动后疼痛稍减,正常而行。不走路则不痛。其发病机制,前贤都认为系肾虚之故,千百年来,举世同音,已成定论。近贤秦伯未老先生曾经警告后学,此证"虽系小病,却宜峻补"(《谦斋医学讲稿》)。

笔者从医以来,发现单纯补肾很难效遂人愿,有的患者甚至终身不愈。近代随着 X 光技术的发展与广泛应用,跟骨刺是绝大多数足跟痛患者的病因已成为不争的事实。诚然,跟骨刺属"骨质增生"范畴,肾虚也是骨质增生的重要原因之一。我们知道,补肾是慢性举措,是一项长期而艰难的任务,宜从缓图治,欲速不达,非数周、数月甚或数年的疗程难以收功。一个足跟痛的患者,工作和生活都受到了一定限制,相当痛苦,我们再从缓图治似乎也不太现实。

近几年来,笔者根据"缓则治其本、急则治其标"的原则,从临床实践中摸索出了一个连熏带洗的处方,用于治疗足跟痛,疗效较好且起效快捷。兹简介如下。

1. 方药组成

川乌 30 克　　草乌 30 克　　胆南星 15 克　　透骨草 30 克
威灵仙 30 克　蒲公英 30 克　皂角刺 15 克　　防风 30 克

2. 用法

诸药相和放于盆内加水 2000 毫升,煎煮 30 分钟取下后加食醋 100 毫升,起初温度过高可将患足置盆口上盖一白布熏蒸,待温度适宜后再将患足放于药液内浸泡,总共时间不少于 30 分钟。药液可于第二天加热后重复使用，一般夏季用 2 ～ 3 天，冬季用 1 周。

3. 注意事项

（1）本方为外用方剂，切忌内服。

（2）方中川乌、草乌、胆南星为孟浪之品，是否会对胎儿造成影响尚不得而知，故孕妇应慎用。

4. 典型病例

赵某，女，42 岁，农民。2001 年 4 月 15 日就诊。

患者自述，左侧足跟疼痛，晨起时痛甚而跛行，稍微活动后痛势缓而正常行走，不走路不痛。已有 1 个多月，曾服"骨刺平片""布洛芬""吡罗昔康"等无效。经 X 线诊断为左侧跟骨刺，舌脉正常。遂与足浴方外用，3日 1 剂，连用 5 剂，走路正常。

又治康某，女，55 岁，农民。

患足跟痛已近 1 年，屡进消炎镇痛药不解，1995 年 7 月 8 日求我诊治，查其舌脉正常，我用"壮腰健肾丸""布洛芬""氨酚待因片""双氯芬酸"等治疗，五六日无效，遂改用"足浴汤"煎汤熏洗。1 日 1 次，3 日用1 剂，连洗 4 剂，足跟痛消除。

5. 结语

本方是根据足跟痛的症状特点、发病机制，结合中西医不同的理论体系而创立的。方中川乌、草乌能散寒镇痛；胆南星能祛风湿，散痰结，消除骨刺；威灵仙能软坚散结，治顽痹痛风，助胆南星消除骨刺；透骨草祛风活络止痛；防风能散风胜湿止痛，缓和川乌、草乌的不良反应，六者都为神经系统机能药。蒲公英清热解毒，解除骨刺刺激引起的炎症反应，改善局部微循环，利于骨刺消除，为循环系统体质药；皂角刺辛温走窜，引诸药透皮入骨，消肿止痛。诸药相和，软坚散结，祛除骨刺，消肿止痛。热药外浴，透皮入骨，减少其不良反应。用其利而舍其弊，且患者痛苦小，使用方便，乐于接受，是治疗足跟痛的理想方药。

十、健脾益气治阳痿

阳痿一症，病因复杂，缠绵难愈，治法颇多。对于中老年人所患的阳痿，笔者多用健脾益气法调治，多有效验。

1. 理论依据

人到中年，肾精渐亏，全赖后天水谷精微以奉养真元之气。而中年人是人生负担最重的时节，上要赡养老人，下要抚育子女，整日为生活、事业奔忙。随着生活节奏的加快、生活规律的改变、工作负担的加重，沉重的工作、生活重担压得中年人越来越喘不过气来。要想在生活上、事业上出人头地，他们必然要千方百计、殚精竭虑地去寻求、去尝试各种生存之道。这就会造成思虑过度，脾气暗伤，复加郁怒、阳虚等其他病因，脾气益虚。

阴茎古称"宗筋"，且有阳明"主润宗筋"之说。脾胃以膜相连，二者在生理、病理上互相影响。脾虚日久，则祸及阳明、冲脉，使阳明失其"主润宗筋"之功；冲脉难为"血海"之用，阳痿的发生就在所难免。《景岳全书·阳痿》说："凡思虑焦劳忧郁太过者，多致阳痿。盖阳明总宗筋之会……若忧思太过，抑郁心脾，则病及阳明冲脉……气血亏而阳道斯不振矣。"《临证指南医案·阳痿》又云："又有阳明虚则宗筋纵，盖胃为水谷之海，纳食不旺，精气必虚。况男子外肾，其名为势，若谷气不充，欲求其势之雄壮坚举，不亦难乎？治唯通补阳明而已。"

2. 验案举要

张某，男，45岁。

患者自述患阳痿半年，曾自服男宝5盒无效。于1992年10月6日求治于余。症见患者形体消瘦，舌质淡，苔薄白，闻其语怯声低，问知患者体倦乏力，纳谷不香，失眠健忘，切其脉细弱。

诊断：阳痿。

辨证：脾胃虚弱，精血不足，宗筋失充。

治则：健脾益气，养血填精，佐以活血、通络、壮阳。

处方：

人参 10 克　　白术 12 克　　　茯苓 12 克　　山药 12 克

焦麦芽 10 克　焦神曲 10 克　　当归 10 克　　熟地黄 10 克

黄芪 15 克　　巴戟天 10 克　　杜仲（炒 去丝）10 克

淫羊藿 10 克　肉桂（后下）6 克　菟丝子 10 克　甘草 6 克

水煎服，日 1 剂。

服药 12 剂后，阴茎勃起正常，体倦、纳呆、头晕诸症消失。嘱其服人参健脾丸 1 个月以善其后。

王某，男，50 岁，农民。就诊日期：1993 年 3 月 4 日。

近 1 年来，阴茎不能正常勃起。虽有性欲，但力不从心。面色萎黄，体倦乏力，精神不振，食纳欠佳，舌淡苔白腻，脉沉细而缓。

诊断：阳痿。

辨证：脾胃虚弱，宗筋失养。

治则：健脾益气。

方药：人参健脾丸 3 盒，每日 3 次，每次 2 丸。

服药后患者再次来诊，告知阴茎较前勃起有力，偶能进行房事活动。乃嘱其注意节制房事，继服人参健脾丸 3 盒以资巩固。

3. 结语

健脾益气治阳痿，前贤早已论及。实践证明，对中老年阳痿患者，只要辨证为脾胃虚弱者，应用本法疗效卓著。然代革星移，今人只知肾为"先天之本，藏精，主生殖"，治疗阳痿多从补肾着手，忽视了脾胃为后天之本、气血生化之源、精血互生的道理。一些医生，特别是年轻医生，见阳痿只知道"温肾壮阳"，不知道"主润宗筋"，更不知道阴茎为"宗筋之所会""阳明主润宗筋"的道理，全然不去理会也根本不知道老祖宗们历尽千辛万苦得来的经验教训，痛哉！惜哉！

十一、活血化瘀治阳痿

阳痿，系指成年男性在临房时阴茎萎软不能勃起，或举而不坚、不久，不能插入阴道进行正常的房事活动，也即西医学所谓性机能衰退的一类疾病。近几年来，笔者在对该类患者进行辨证论治的基础上，参以活血通络之品，取得了较好的疗效。本节就其机制和应用体会作一初步探讨。

1. 理论研究

阳痿一证，《灵枢·邪气脏腑病形》称之为"阴痿"。对其病因病机，历代贤哲都作过广泛而深入的探讨。概而言之，不外斫丧过度，命门火衰；惊恐伤肾，失其作强；肝气郁结，宗筋弦纵；体弱脾虚，宗筋失养；湿热下注，宗筋弛纵五条。以此指导临床用药上千年，使不少阳痿患者重振雄风。但效与愿违者也屡见不鲜，以至阳痿至今仍为男科疑难病证之一。笔者临证几十年来，反复温习中医经典和西医学生理学、病理学知识，结合临床实践，认为"瘀血阻络，宗筋失充"也是导致阳痿的基本病机。

现代生理学认为：阴茎由三条长柱型的海绵体构成。海绵体内有许多血窦，阴茎的勃起是一种反射，当感受器刺激引起盆神经兴奋时，阴茎内血管扩张，血窦充血，引起勃起。可见阴茎勃起除受雄性激素、神经系统高级部位控制外，血窦及时充血也是引起勃起的关键，若因某种原因引起阴茎内动、静脉血流受阻，则阴茎勃起不能。

中医学认为：肾主藏精，开窍于二阴，主生长、发育与生殖；肝藏血，主疏泄，有调节全身血量之功能，且足厥阴肝经络阴器，故一般认为性机能的强弱与肾气的盛衰、肝气的条达与否有极大关系。然肝失条达，可致气滞血瘀。临床习用的补肾壮阳药多具有温热之性，可间接起到温通血脉、鼓舞血行之效。可见"瘀血阻络，宗筋失充"是导致阳痿的基本病机这一论点在中医基础理论中虽没有明讲直叙，却早已暗寓其中。酒具活血之功，成年男性饮用后性欲亢奋，世人多认为酒色相关，这也是"瘀血阻络，宗筋失充"能致阳痿这一论点的佐证。

在具体病理变化上，若肾阳衰微，下焦虚寒，寒凝血脉，宗筋失充；或肝气郁结，气滞血瘀，脉络不通，宗筋失充；或体弱脾虚，气虚无力推动血行，阴茎脉络血行迟缓，宗筋失充；或惊恐伤肾，气血逆乱，血不循经下达阴茎，宗筋失充；或身体某一部位瘀血阻止，或阴茎及其附近部位外伤阻止阴茎脉络，宗筋血失充盈，皆可导致阳痿。可见"瘀血阻络，宗筋失充"贯穿于阳痿病的整个病程之中，既是导致阳痿的直接原因，又可见于其他病因所致阳痿的病理变化之中，是中医男科今后应当注重探讨的课题之一。因此，从活血化瘀的角度来探讨阳痿的治疗法则，具有一定的临床意义。

2. 验案举要

田某，男，36 岁，村干部。1997 年 12 月 11 日就诊。

患者自述：近 1 年来阳事不举，曾自服男宝、补身强身片、海马多鞭丸等品，毫无寸功。又求治于数医，服汤药无数，疗效甚微，以致夫妻感情不和。观患者愁眉苦脸，情绪低落，时有太息，舌质暗淡，苔薄白，脉弦。询知患者以往性欲正常，1 年前因工作不顺，心绪烦乱，十余日毫无性欲，境况好转后，思想上虽有夫妻交欢的想法，然阴茎不举，力不从心，遂至于斯。

四诊合参：乃肝气不舒、气滞血瘀、宗筋失充之故。

治宜疏肝解郁，活血化瘀通络。

处方：

柴胡 6 克	白芍 12 克	赤芍 15 克	当归 10 克
川牛膝 15 克	川芎 12 克	红花 10 克	肉桂 6 克
制香附 10 克	土鳖虫 10 克	蒲黄 10 克	五灵脂 10 克
甘草 10 克			

水煎服，日 1 剂。

服药 5 剂后，患者二次来诊，喜形于色，自述阴茎有勃起之象，但举而不坚不久。查其脉右关位弦而无力，乃就原方加白术 12 克以增强健脾疏肝之力，继服 15 剂，患者雄风重振，恢复了正常性生活。

又治张某，男，48 岁，乡干部。就诊日期：1989 年 6 月 11 日。

患者自述，近半年来过正常性生活时阴茎不久即萎软无力，有时根本不能勃起，同时伴腰痛腰酸、头晕眼花、记忆衰退等症。曾多方求医，口服男宝、金枪不倒丸、金匮肾气丸等品无效。查患者舌质淡而无苔，脉沉细无力，肾精不足、肾阳衰微之象皆备。药对证而效不起的主要原因可能是忽视了阳气衰微、无力鼓动血行、宗筋失充这一基本病机之故。拟温肾填精、活血通脉之法调治。

处方：

熟地黄 12 克　枸杞果 12 克　　　山药 10 克　山茱萸 10 克

淫羊藿 10 克　杜仲（炒 去丝）10 克　鹿角霜 10 克

附子 10 克　　怀牛膝 15 克　　　红花 10 克　土鳖虫 10 克

蒲黄 10 克　　甘草 6 克

水煎服，日 1 剂。

服药 10 剂后，患者即感阴茎勃起较前有力。继服 10 剂，患者来述可过正常的性生活。

3. 结语

瘀血阻络、宗筋失充是阳痿的基本病机，它贯穿于阳痿病的整个病理变化之中。然其瘀血仅限于阴茎及其附近部位，病变范围较小，一般难见肌肤甲错、皮肤瘀斑、舌紫或暗、脉涩等瘀血之象。作为一名临床医生，绝不能因没有瘀血征象而忽视它的存在。值得一提的是，即使没有瘀血，应用活血通络的药物也可促进阴茎血窦充血，有利于改善性功能。笔者认为：活血化瘀法应作为治疗阳痿的常规辅助疗法而与其他治疗方法配合应用，以提高中医治疗阳痿的临床疗效。

十二、益气护肝治慢肝

慢性肝炎包括慢性迁延性肝炎和慢性活动性肝炎，是严重危害患者生存质量和生存条件的一种慢性疾病。目前中西医疗法众多，而疗效却均不尽人意。笔者在临床凡遇到辨证为肝脾不调、气虚血瘀的慢性肝炎患者，即用自拟"益气护肝汤"调治，取得了可喜的成效。

1. 理论依据及方药用法

慢性迁延性肝炎和慢性活动性肝炎多具有胁痛隐隐、气短乏力、腹胀纳呆、肝脾肿大压痛等症状。病机多属肝脾不调，气虚血瘀。

益气护肝汤由黄芪 30 克、党参 15 克、白术 10 克、柴胡 6 克、白芍 20 克、当归 10 克、五味子 10 克、王不留行（炒）15 克、丹参 30 克、威灵仙 15 克、莪术（炒）10 克、鸡内金 10 克、甘草 6 克组成。

本方以黄芪、党参、白术、甘草健脾益气，培土抑木，增强机体免疫力，促进肝功能恢复；柴胡、白芍疏肝解郁，重用白芍意在养血柔肝止痛，养肝之体以复肝用，且柴胡、白芍同用可调和肝脾；当归、王不留行、丹参、莪术行肝家恶血，化瘀消积，软缩肝脏；五味子收敛正气，并取其现代药理研究证实的降酶、降絮之效；威灵仙逐瘀解毒，消积化滞，祛湿通络；鸡内金消积化滞，软缩肝脏。诸药相和，共奏健脾养胃、柔肝缩肝、化瘀消积、益气护肝之效。临床上只要见到脾虚气弱、四肢乏力、肝脏肿大压痛、呕恶纳呆、气息微弱、大便溏薄、下肢浮肿而又无毒热壅滞之象者，应用本方即可达到预期的效果。

由于慢性肝炎系顽固性疾病，治疗不要急于求成，宜从缓图治，特别是慢性迁延性肝炎，采用隔日 1 剂的服药方法，更有助于自身产生免疫力。这样既可以减轻患者的经济负担，也不会影响疗效。

加减：若黄疸甚者可加茵陈、车前子以清热利湿；胁痛甚者加延胡索以理气活血止痛；腹胀甚者加川楝子、香附以疏肝理气；嗳腐吞酸者加焦三仙以消食化滞；兼有低热、盗汗、舌质偏红等肝肾阴虚之象者加枸杞、山茱萸以滋养肝肾。

2. 验案举要

案 1：王某，女，39 岁，农民。1986 年 1 月 21 日就诊。

患者于 3 年前曾患急性黄疸型肝炎，经治未愈，病情时好时坏，常服护肝片、葡醛内酯以图维持。近 1 个月来，胸胁疼痛、脘腹胀满、食欲不振、泛恶欲呕、口中黏腻不爽，大便溏薄、上午低热、头痛绵绵。经县医院肝功能检查：麝浊 12 单位，锌浊 12 单位，麝絮（++），丙氨酸氨基转移酶 400U/L。诊断为慢性肝炎活动期。

望其面色萎黄、口唇青紫、舌质暗淡有齿痕，问知四肢乏力、食少便溏、恶心呕吐，闻其气息微弱，切其脉细弱，触其肝脏肋弓下 2cm，质软而边缘光滑。

四诊合参：证属中气不足、肝脾不调、气滞血瘀。

治宜补中益气、调和肝脾、行气活血、软缩肝脏。

以基本方加川楝子 10 克、延胡索 10 克以加强活血行气止痛之功，水煎服，每日 1 剂。服药 10 剂后，患者精神好转、食欲正常、腹胀胁痛消除、呕恶便溏好转。遂改用益气护肝汤原方，隔日 1 剂，共服药 76 剂，诸症悉除。经县医院复查肝功能两次，均属正常。

案 2：刘某，男，36 岁，农民。

患者于甲子岁冬曾患乙型肝炎，经多方治疗症状好转，但每当劳累后右胁部仍隐隐作痛，食欲时好时坏，体质每况愈下。丙寅春节过后，症状加重。即便休息时也感右胁部疼痛、纳谷不香、便溏呕恶、体倦身疲、低热。经县医院肝功能检查：乙肝表面抗原（+）、麝浊 14 单位、锌浊 12 单位、麝絮（++）、丙氨酸氨基转移酶 100U/L 诊断为慢性肝炎活动期。患者于 1986 年 4 月 15 日就诊，诊见患者面色萎黄发暗，气息微弱，切其肝脏于肋弓下 1.5cm，质软而边缘光滑，舌质淡胖有齿痕，苔白腻，脉虚。

四诊合参，证属中气不足，肝脾不调，寒湿内蕴，肝经瘀滞。

拟健脾燥湿、逐瘀消积、益气护肝之方法调治。

以基本方加茯苓 10 克、生姜 3 片、大枣 5 枚，日 1 剂。

4 月 20 日复诊：药后精神好转，食欲增强，但大便完谷不化，舌脉从前。上方加肉豆蔻 10 克、焦三仙各 10 克。5 剂。

4 月 26 日再诊：诸症减轻，腹泻已止，原白腻之苔渐去，脉象较前有力。遂改为"益气护肝汤"原方加板蓝根 30 克、半枝莲 30 克、鳖甲 10 克。服药 45 剂，诸症悉平。

十三、消栓振废治血栓

脑血栓形成即现在所称的脑梗死，是指脑动脉在内膜病变的基础上于血管内壁形成血栓，阻碍血流，造成脑组织局部缺血或供血不足而出现的侧肢运动功能障碍。多在睡眠和休息时发生，以半身不遂、口角歪斜、语謇流涎为特点。它严重影响了患者的工作和生活。若治疗失当，可使患者终生残疾。近几年来，笔者用自拟的"消栓振废汤"治疗此证，疗效比较满意，兹简介于下。

1. 理论依据及方药用法

脑血栓形成的发病机制目前尚无定论，一般认为是脑动脉粥样硬化使脑动脉血管管壁粗糙，管腔变窄，在睡眠和休息时，血压相对偏低，血流相对缓慢，在血液黏稠度、凝固度等因素的参与下便可形成血栓。它属于中医学"瘀血"的范畴。由于其症状和中医学的"中风""偏枯""喑痱"等相类似，故亦属于中医学"中风""偏枯""喑痱"等范畴。

从中医学的角度探讨本病的发病机制：由于其多在睡眠和安静状态下发病，且以中老年人为多见，故应考虑为中焦运化不健、气虚无力推动血行所致；由于其严重时多见痰声辘辘，且常见有类似痰蒙心窍的神志不清、记忆力衰退、思维迟钝等现象，所以又应考虑与痰湿阻滞、蒙蔽清窍有关；由于其症状类似中医学的"中风"，故应考虑与"风"有关。但它的"风"绝非六淫风邪为患，而属"内风"作祟，是人体气血运行紊乱的病理反应。

加之患肢常有怕冷、发凉等症状，故应考虑本病为气机紊乱，血行不畅，经隧不通，经络难行温煦之职，肢体失于温养所致。因此，该病的病机应概括理解为中焦运化不健，气虚推动无力，血瘀气滞，痰湿停滞，经隧不通，神明失养，肢体失于温煦，故而从益气破血、搜风活络、温经通脉、豁痰开窍的角度来探讨脑血栓形成的治疗原则，具有一定的临床意义。

"消栓振废汤"由川芎 30 克、桂枝 30 克、黄芪 30～120 克、葛根 15 克、羌活 15 克、鸡血藤 30 克、当归 15 克、地龙 10 克、三棱（炒）10 克、莪术（炒）10 克、石菖蒲 10 克、乌梢蛇 10 克、白芍 15 克、甘草 6 克组成。

本方重用川芎活血息风通络，取其"上行头目，搜风散瘀"之效，携诸药直达清窍，且现代药理研究证明其为神经系统和循环系统的机能药，对脑血管有直接的扩张作用；重用桂枝温经通脉，与川芎相配以增强本方的温经活血息风通络之功，且现代药理研究证实其为全身机能药，能鼓舞血行，兴奋神经；重用黄芪配甘草健脾益气，推动血行，有利于血栓的消除和肢体功能的恢复。且现代药理研究其为神经系统机能药和循环系统体质药，能强壮神经，提高抵抗力，消炎利尿，可缓解脑血栓形成后遗症所造成的患侧手足肿胀；配羌活、葛根祛风、解痉、通络，并宗现代药理研究所证实的二者对脑动脉血管有明显扩张作用之意；地龙、乌梢蛇舒筋活络；三棱、莪术行气破血，力促血行，二者炒用，破血之力稍缓，防止出血；石菖蒲豁痰开窍，现代药理研究该药为神经系统机能药，能兴奋、调节神经；配当归、鸡血藤活血补血，使瘀血去而不伤新血；配白芍酸寒，监制川芎、黄芪的温燥之性，与桂枝相配调和营卫，促进经络正常运行，并取西医学的调节神经和降压作用。诸药相合，共奏益气破血、温经通脉、豁痰开窍、息风通络、消栓振废之效。

2. 加减

若头晕、肢麻、血压偏高者加天麻、石决明；上肢瘫痪严重者加姜黄、桑枝；下肢瘫痪严重者加川牛膝、杜仲；口角歪斜严重者加白附子、僵蚕；语謇流涎严重者加胆南星、远志；舌红无（少）苔者加生地黄、知母。

3. 注意事项

（1）孕妇忌服。

（2）脑出血早期忌服。

（3）脑血栓形成患者多数患侧手足肿胀。笔者认为系患肢活动不便，长期下垂，血液、淋巴液回流受阻所致，运用"消栓振废汤"可增强患肢的血液循环，促进血液回流，使手足肿胀早日消除。若症状较轻，手足不肿胀者，服用本方后因促进血液循环，而此时经脉功能未复，回流不利，起初可发生手足肿胀。此时不必惊慌，应继续服用，以后随着肢体功能的恢复，肿胀自除。

4. 验案举要

案1：王某，男，69岁，农民。

患者于1984年3月28日下午突然口角歪斜，语謇流涎，右侧上下肢瘫痪，平卧时稍能活动，但不能行走握物。头晕乏力，语怯声低，说话不着边际，神识昏糊，舌质红，舌体胖大，苔白腻，脉左弦实有力，右沉细无力。血压140/90mmHg。

与他医会诊，诊断为脑血栓形成，乃中气不足、推动无力、痰热瘀血阻于清窍、神明失养、贼风内动之故。经静点脉通、曲克芦丁7日，病情稳定，肢体恢复不太明显，改用益气破血、豁痰开窍、息风通络的"消栓振废汤"加减治疗。

处方：黄芪60克，桂枝、羌活、葛根各15克，川芎30克，地龙、三棱（炒）、莪术（炒）、石菖蒲、乌梢蛇、远志、黄芩、黄连、僵蚕各10克，川牛膝15克，甘草6克。

同时服安宫牛黄丸，每日1丸。

服药5剂后，患者能自行下床活动，右手能握健身球在手中转动。但患者情绪郁闷，心烦易怒，齿龈肿痛，小便不利，大便干结。遂于原方去乌梢蛇、桂枝、僵蚕，加生石膏、栀子、木通、大黄各10克。服药5剂，待龈肿便干诸症消失后，将黄芪加至90克，继服20余剂而愈。患者能参加正常体力劳动，骑自行车到户外活动。自觉四肢较病前更强壮有力，活动灵活。因而每隔两三个月都要求服"消栓振废汤"3～5剂，一直坚持两年有余。

案2：林某，男，57岁，云南昆明市人。

患者1年前曾患脑干血栓，昏迷不醒。经昆明市中医院奋力抢救，生命无虞但遗有严重后遗症，言语不清，瘫痪在床。其子是街道卫生院医生，略通中医。在《新中医》杂志看到我介绍的"消栓振废汤"，遂按图索骥，照原方服用十余剂，略有效果但不尽如人意，来信询问原因。我以原方加胆南星10克、远志12克、僵蚕10克回信作答。1个月后其子又来信，服药后大见成效，患者可在家属搀扶下下床活动，言语稍清。以后我根据其子来信介绍的症状，略事加减，来往信件5次，先后服药近5个月，患者生活可自理，语言謇涩，但能和周围人正常交流。

5. 结语

本方系笔者根据中医传统理论，参考西医学的各种学说，将中医的辨证论治和西医的因病施治相结合、局部治疗和整体调理相结合、中药传统理论和现代药理研究相结合的产物，是一张专门治疗脑血栓形成的"专方专药"。经几十年的临床验证，确有"消栓振废"之功。与其他传统治疗方剂比较，它具有速效、价廉、药源广泛等特点。只要确诊为脑血栓形成，不管其症状多么复杂，服后疗效满意，不必畏本方破血耗气而顾虑重重。本方川芎、黄芪、桂枝用量偏重，但有白芍监制他们的温燥辛窜之性；三棱、莪术破血，却有当归、白芍补血，使瘀血去而不伤新血，且炒用性缓。是取其利而制其弊也。

十四、助阳温胆治癔症

癔症（分离性障碍）的临床表现复杂多样。本节主要讨论恐惧性癔症的治疗方法。恐惧性癔症是指患者主观拟想家庭财产即将毁灭、自身或亲人的生命安全正在受到严重威胁等，整日心惊胆战，惶惶不可终日。它严重影响患者的工作、学习和生活。对其治疗，西医学多采用镇定、抗焦虑药物，不良反应较大且不易根治；中医学多采用重镇安神疗法，但也疗效欠佳。笔者宗《内经》之旨，结合自己的临床体会。采用助阳温胆法治疗本证，疗效较为可靠。

1. 理论依据及治疗方法

胆为中正之官，主决断勇怯。该病多数患者性格孤僻，遇事优柔寡断，胆气损伤；或长期的精神刺激，情志抑郁，肝胆气机不利，影响脾胃的运化功能，后天失养，胆气不足，难以发挥正常的功能，则神怯失勇。《灵枢·邪气脏腑病形》说："胆病者，善太息……恐人将捕之。"此病多缠绵日久，患者正气不足，多喜静恶躁，属阴证范围。且常见舌质淡胖、脉弦缓或弦滑而迟等肝胆阳气不足之象，其治当助阳温胆。

助阳温胆汤由黄芪 30 克、肉桂（后下）10 克、吴茱萸 10 克、酸枣仁（炒）30 克、白术 10 克、柴胡 10 克、半夏 10 克、陈皮 10 克、茯苓 10 克、竹茹 10 克、枳实 10 克、甘草 6 克组成。方中半夏、陈皮、茯苓、竹茹、枳实、甘草为《三因方》所载之清胆和胃、化痰安神的温胆汤。现行五版教材将其列为清热化痰剂。本方用之是取其和胃化痰安神之效，但用其治疗肝胆虚寒的恐惧性癔症，实与病机相悖。故根据其病因、病机和临床症状特点，加吴茱萸、肉桂、乌药温养肝胆；加酸枣仁宁心安神，为胆经要药；肝胆相连，补肝即有助于补胆，黄芪甘温益气，张锡纯称之为补肝要药。白术健脾益气。方中配入二者意在补气升阳，振奋胆气；配入柴胡可升举清阳之气并引诸药达于胆经。诸药相合，共奏助阳温胆、镇怯安神之效。全方妙在不用重镇安神之品即能起到镇怯安神之效，说明中医学关于胆主决断勇怯的功能虽不能用现代科学知识解释说明，却蕴含深奥的科学真谛，值得有志于中医现代化的有识之士进一步研究探索。

2. 验案举要

案 1：李某，女，32 岁，农民，河北定州人。

患者自认为有精神病，自述自己即将被他人谋害，一个人在家时即胆战心惊，一有风吹草动即惊慌失措。深夜时常被轻微的响声所惊醒，醒后即不敢入睡，随时准备自卫反击，时轻时重，已半年有余。自己有时定下心来，扪心自问，也自知荒谬。但一经发作即难以控制自己。曾按癔症多方求医，中西药品服用无数，未显成效。于 1989 年 4 月 10 日求治于余。患者面色正常，精神萎靡，时时叹息，饮食乏味，睡眠不佳，噩梦纷纭，四肢不温，舌质淡胖，苔白，脉弦缓。

此属癔症无疑。乃脾胃虚弱、胆气不足、营卫不和、神怯失勇之故。

处方：

黄芪 30 克　桂枝 10 克　吴茱萸 10 克　酸枣仁（炒）30 克

白术 10 克　柴胡 10 克　半夏 10 克　陈皮 10 克

茯苓 10 克　　竹茹 10 克　　枳实 10 克　　白芍 10 克

天竺黄 6 克　甘草 6 克

水煎服，日 1 剂。

服药 6 剂后，患者来函告知：害怕感减轻，心情比以前舒畅，精神好转。唯食欲不佳，失眠多梦不见好转。余告之药证相符，不必更方。患者照原方继服近 20 剂，函告诸症悉平。我告之常服谷维素、维生素 B$_1$、安定以巩固疗效。

案 2：王某，男，30 岁，农民。就诊日期：1997 年 6 月 24 日。

患者自述遇事害怕。如孩子病了，就认为孩子必死无疑，因而日不思食，夜不能寐。路遇陌生人吵架，很怕他们之中有一位被另一位打伤，心里惦念不已，回家后几天几夜都放心不下。邻居上树，恐怕人家会掉下来，提心吊胆地在树下观望，饭都吃不下。定下心来，自己也自知可笑，但难以自制。历时 1 年有余，时轻时重。素常饮食量少，睡眠不佳，体倦乏力，稍干重活即头晕眼花，四肢怕凉。眼睑苍白，舌质淡，苔薄白，脉细弱。

此属癔症，乃心脾两虚、失其所养、胆气不足之故。

治宜健脾养血，助阳温胆安神。

以助阳温胆汤原方加当归 10 克、党参 15 克、熟地黄 10 克、阿胶（烊）10 克。

服药 6 剂，精神、体力、饮食均好转，恐惧感减轻。继服上方 12 剂，神清寐安，饮食如故，体壮如初，恐惧感消失。随访 1 年，未见复发。

十五、乾清汤治疗鼻源性头痛

鼻源性头痛系指急慢性鼻窦炎、鼻旁窦炎所引起的慢性头痛，其发病年龄以青少年为主，常以感冒为诱因，往往是感冒的其他症状消失了，头痛却长期不愈，时轻时重。不等此次头痛消除，下一次感冒又来了。

头痛的部位因所感染窦腔的不同而异。以头痛加剧或缓解的时间有一定规律、眉棱骨某一特定部位有明显压痛为特点，常伴鼻塞、鼻流浊涕、头晕头昏、噩梦纷纭、记忆力减退等症状。瓦氏位 X 光片可以明确诊断。

改革开放以来，政府不断加强对基层卫生组织的财政投入，X 线、CT 技术不断发展并被广泛推广应用，鼻源性头痛在基层医疗机构的确诊并不困难，许多在过去因无法确诊而误诊为神经性头痛的病例不断检出，致使其发病率不断上升，笔者估计，鼻源性头痛可占门诊以头痛为主要症状就诊的患者数的三分之一以上。它虽不会对患者的生命构成威胁，却严重影响患者的学习、工作、生活和睡眠，给患者的身心带来了一定危害。为此，十几年来，笔者一直致力于鼻源性头痛的临床研究，小有成效，兹简介于下。

鼻源性头痛包括传统中医学所说的"鼻渊"，但其所包含的范围似乎比"鼻渊"的范围更要广阔，因许多有鼻源性头痛的患者并无鼻塞、鼻流浊涕等症状，但其病变部位毕竟在鼻，鼻气通天。病变反映部位在头，头为首，与天同。我们治疗的目的是消除患者的疼痛，使鼻窍通利，头脑清醒，思维敏捷。故我将其名称定为"乾清汤"。

"乾清汤"由黄芪 15 克～30 克（视气虚具体情况而定）、川芎 15 克、蜈蚣 2 条、苍耳子 10 克、辛夷 10 克、桂枝 10 克、白芍 10 克、独活 10 克、石菖蒲 10 克、皂针 10 克、甘草 6 克、生姜 3 片、大枣 5 枚组成。

方中黄芪、甘草补气固表，预防感冒，提高机体免疫力；黄芪配皂针可透脓排毒，利于窦腔炎症的清除；川芎上行头目、搜风活络止痛，配蜈蚣祛风活络，解痉止痛；辛夷、苍耳子善治鼻渊，配石菖蒲通窍止痛；桂枝、白芍调和营卫、助正祛邪，配生姜、大枣为桂枝汤，有仿《伤寒杂病论》"鼻鸣干呕者，桂枝汤主之"的意思。独活祛风除湿止痛，鼻腔正当任督二脉交会之处，此处配入独活的意思是交通任督，使经脉通利，头痛自除；生甘草还有解毒与调和诸药之意。诸药合用，共奏益气固表、解毒排脓、祛风通络、开窍止痛之效。不言消炎而炎症自除。

曾治孙某，男，15 岁，学生。

患者患头痛三四年，整日头昏脑胀，晚上失眠多梦，上课注意力不集中，记忆力减退，学习成绩直线下降。家长十分着急，多方求治，有言神经衰弱者；有言神经性头痛者；有言焦虑症者；有言癔症者。最后经省二院 CT 诊断为上颌窦炎，百治不效。于 2002 年 9 月 14 日求治于余。

询知患者食纳不佳，大便不成形，心烦易怒，体质较差，易患感冒，每年患感冒不少于5次。而且头痛时间在一天之中有一定的规律，上午较重，下午较轻，上午10点左右疼痛最重，晚饭后疼痛消失；头痛部位以印堂穴和两侧太阳穴为甚；按之眉棱骨处有一压痛点；望之面色萎黄；闻之语声细腻似少女，时有太息；舌质淡，苔白略显发腻，脉细弱。

此为鼻源性头痛，乃素患鼻渊、心情抑郁、肝郁脾虚、气虚不固、清窍失养、经隧不利之故。

治宜补气健脾，疏肝解郁，透脓排毒，通窍止痛。

处方：

黄芪30克　川芎15克　蜈蚣2条　苍耳子10克

辛夷10克　独活10克　桂枝10克　白芍10克

柴胡6克　白术10克　苍术10克　石菖蒲10克

皂针10克　甘草6克

水煎服，日1剂。

服药10剂后，患者精神好转，食欲增强，头痛减轻。继服"乾清汤"原方10剂，诸症豁然。随访至今未发。

又治赵某，男，12岁，学生。

患头痛半年，时轻时重，学习成绩下降。曾服布洛芬、双氯芬酸、维生素 B_1、谷维素等无效。素常鼻流浊涕，往往是感冒后其他症状消失而头痛、鼻流浊涕，缠绵不愈。于2006年10月7日求余诊治。症如上述，疼痛部位以印堂穴处为甚，眉棱骨处有压痛，舌脉无特异表现。经拍瓦氏位 X 光片，患者患有鼻窦炎。

以"乾清汤"原方加白芷10克。

服药3剂，头痛减轻，继服5剂，头痛消失。随访至今未发。

受社会环境和自然环境的影响，随着人类疾病谱的改变，基层卫生事业的飞速发展，鼻源性头痛的检出率越来越高，致使这一缠绵难愈的顽症正逐步成为当今社会的常见病、多发病。"乾清汤"可迅速消除患者的临床症状，同时益气固表，提高机体免疫力，能阻断患者感冒－头痛－感冒的恶性循环。

方中以黄芪、甘草补气固表，提高机体免疫力，预防感冒治其本（事实上，黄芪、甘草在方中所起的是双向调节作用，即患者若中气不足，易患感冒，它们所起的是补气固表作用；若患者没有气虚易感征象者，黄芪所起的是透脓排毒的作用，甘草所起的是解毒作用）；川芎、蜈蚣祛风活络、解痉止痛，辛夷、苍耳子通窍止痛治其标；皂针透脓排毒，石菖蒲化痰开窍，独活交通任、督二脉，桂枝、白芍调和营卫助其效。可谓是内外兼修、助正达邪、标本同治的较为理想的处方。

十六、血痹汤治四肢麻

四肢麻木在临床非常常见，它的症状和中医学所说的"血痹"非常相似，是脑血管病、颈椎病、周围神经系统病变的主要症状。对其治疗，西医学多采用营养神经、神经松解术等方法，中医多采用活血化瘀的方法治疗，但验之临床，往往效与愿违。笔者根据"气虚得麻，血虚得木"的原理，宗《灵枢·邪气脏腑病形》"阴阳形气俱不足，勿施与针，而调以甘药"之旨，自拟了"血痹汤"治疗此证，疗效满意。

1. 方名

血痹汤。

2. 药物组成

黄芪 30 克　　党参 15 克　　白术 10 克　　当归 10 克

川芎 10 克　　桂枝 10 克　　白芍 10 克　　乌梢蛇 10 克

鸡血藤 15 克　甘草 6 克

3. 功效

补气生血，通络治麻。

4. 主治

脑血管病、颈椎病、腰椎病、神经炎所致的四肢麻木。

5. 方解

"气虚则麻，血虚则木"，实际在临床很难将麻木截然分开，往往麻木同病。本方以黄芪、党参、白术、甘草健脾益气。"气行则血行"，气旺则可鼓舞血行；而"气血同源"，同样气旺则可以培植血液生化之源。当归、白芍补血。桂枝辛温通络，鼓舞血行，与白芍同用，调和营卫，疏通络脉。乌梢蛇搜风活络，兴奋神经，治顽麻血痹。鸡血藤活血通络，配当归活血补血，使血流畅通而不伤新血。诸药相合，气血旺盛，经络通畅，血流通利，营卫调和，麻木自除。

6. 典型病案

案 1：宇某，女，53 岁，农民。1998 年 3 月 17 日就诊。

患者自述右上肢麻木，夜间为甚，时常麻醒，尤其是侧卧右上肢在上面时更为厉害，影响睡眠，白天活动时也感疼痛，但能忍受。在县医院拍片诊断为颈椎骨质增生。多方求治，未见成效而痛麻更甚。患者面色萎黄，形体消瘦，语怯声低，食欲不振，右上肢活动受限，舌淡苔白，脉沉细无力。

证属气血不足，右上肢痹阻。

处方：

黄芪 30 克　党参 15 克　　白术 12 克　焦三仙各 10 克

当归 10 克　川芎 10 克　　桂枝 10 克　赤白芍各 10 克

羌活 10 克　威灵仙 12 克　秦艽 12 克　乌梢蛇 10 克

甘草 6 克

服药 5 剂而麻痛皆轻。

继以血痹汤原方，服药 5 剂，麻木消除，食欲旺盛，面色好转。

案 2：王某，男，50 岁，医生。

患者患腔隙性脑梗死后左半身麻木，每日静点脉通、曲克芦丁、脉络宁、血塞通等，持续 1 个多月，疗效甚微。因系本院同行，我向其介绍血痹汤一试，他半信半疑，没有服用。又过 1 周，输液还不见成效，才勉强一试。没想到才服药 3 剂，麻木感明显减轻。继服 5 剂，豁然痊愈。他如获至宝，临床每遇肢麻一证，便欣然以此方治之。皆获效验。

7. 体会与结语

"血痹汤"是笔者根据传统中医理论，结合自己几十年的临床经验教训，在古方"黄芪桂枝五物汤"的基础上，经反复筛选药物、千百次临床试验，因繁就简、去粗存精而总结出的一张治疗四肢麻木的"专方专药"。

《金匮要略·血痹虚劳病脉证并治》说："血痹阴阳俱微，寸口关上微，尺中小紧，外症身体不仁，如风痹状，黄芪桂枝五物汤主之。"

它是我40多年临床经验的结晶，是我在临床除麻祛木的"杀手锏"，也是我在当地医务界能争得一席之地的少有的几张"看家处方"之一。它看似平淡无奇，实则将中医学的"气虚得麻，血虚得木""气行血行，气滞血滞""舒筋活络""调和营卫""活血祛风"和西医的"营养神经""松解压迫（神经）""（神经）机能代偿"等医理糅合在一块，蕴藏着无限的玄机。

临床上只要遇到四肢麻木的患者，且以麻为主，不管是神经炎、脑血管病、颈椎病、腰椎病还是由其他疾病所引起，只要放胆应用，皆能取得理想的疗效。

十七、乳腺炎汤治乳腺炎

乳腺炎是产科常见病，多发病。虽不是什么大病，却给产妇带来很大的痛苦，而且还可能影响以后的泌乳质量，对婴儿的正常生长发育产生不利影响。因此，积极探索对乳腺炎简单、迅速而有效的治疗方法，具有无比重要的现实意义。

几十年来，笔者在临床凡遇有急性乳腺炎患者，即用自拟乳炎汤加减治疗此证，方法简便，药价低廉，药源广泛，疗效迅速，效果可靠。值得一提。

1. 方药组成

蒲公英 30 克　金银花 30 克　连翘 12 克　桔梗 10 克

赤芍 30 克　　白芍 10 克　　柴胡 10 克　漏芦 10 克

生甘草 10 克

2. 方义解析

方中蒲公英为治疗乳痈要药，配金银花、连翘清热解毒，配赤芍凉血祛火解毒，四者合用，清热凉血，解毒消炎，将乳痈消灭在萌芽状态。乳汁的分泌与排泄和肝的条达关系极大，乳汁排泄顺利有利于乳腺炎症的消除。故方中配入柴胡、白芍疏肝解郁，条达肝气，缓解患者抑郁紧张的心理状态；桔梗解毒消炎，疗胸胁部疼痛，引诸药达于乳房。生甘草清热解毒，调和诸药。若毒热壅盛，化腐成脓者，可加皂角刺透脓排毒；正虚邪恋、瘀毒结集成脓可加黄芪举正托脓。

3. 案例撮要

案 1：杨某，女，26 岁，农民。就诊日期：1999 年 11 月 21 日。

生孩子后因婆媳不和心情郁闷，气滞不舒，左侧乳头奶眼不通，乳汁积聚，以至产后半月即乳房红肿疼痛，按之坚硬，皮温发烫。患者高热寒战，头痛如劈，恶心呕吐，舌干口苦，大便干结，小便短赤，舌红，苔黄少津，脉弦数有力。

此乃乳痈早期。为气滞血瘀、乳汁不通、积聚日久、败乳成毒，有化腐成脓之虞。

急以乳痈汤原方加羌活 10 克、白芷 10 克、野菊花 10 克、冬葵子 15 克、王不留行（炒）15 克、通草 6 克，煎药时加丝瓜络 1 具，煎好后加白酒适量，服药后微发其汗。

服药 2 剂后，患者乳房红肿消失，高热消退，乳汁通利。

案 2：高某，女，31 岁，农民。

半个月前左侧乳房隐隐作痛，但能忍受，皮色不变，皮温不高，未在意。3 天后疼痛加重，乳房发胀，始到村医处就诊。村医给予梅花点舌丹、头孢氨苄胶囊、螺旋霉素等治疗，疗效不显。又去乡卫生院静点青霉素、氨苄西林、头孢哌酮等，不见疗效，乳房胀痛更甚，且坚硬如石，中间有墨水瓶盖大小已经发软，四周红晕，皮温发热。于 2004 年 3 月 24 日求治于余。症如上述，舌脉无特异发现。

此为乳痈，乃正虚邪恋、瘀毒积聚日久、化腐成脓之象。

以乳炎汤原方，加黄芪 30 克、穿山甲（炮，现已不用）10 克、皂角刺 10 克，水煎服，日 1 剂。另以绿豆浸泡透后与大葱白共捣如泥，摊于生白布上敷于左侧乳房发软之处，每日 2 次。

治疗 3 天后，于左乳房发软处拔出白色脓液少许，4 周红晕减轻。再服 5 剂，贴绿豆葱白膏 5 天，诸症悉平。

十八、麻黄利水消肿宜少量应用

麻黄，味辛、微苦，入肺、膀胱经，能发汗解表，平喘利水，常用于咳嗽、哮喘、水肿等症，是治疗咳喘的常用药物。笔者在临床实践中体会到，麻黄在治疗水肿时，宜小剂量应用，不宜超过 3 克，否则不仅起不到利尿作用，还会引起血压升高、心律失常等不良反应。

1980 年春，我接治一浮肿半年的患者。患者在省二院诊断为慢性肾衰竭，因无力支付昂贵的透析费用和高昂的换肾手术费而回家治疗。起初我用五皮饮为基础化裁治疗月余而能维持，后来则没有疗效。

诊见患者四肢浮肿如泥，诊脉一会儿寸口处即按下一个大坑，四肢不温，精神极度疲惫，恶心呕吐，水米艰进，小便一天几乎不到 500 毫升，舌质淡胖，有齿痕，脉沉细如绵，右尺部几乎摸不到脉搏。

此为肾阳衰微、膀胱气化无权之故，以温阳化气、利水消肿之法调治。

处方：

熟地黄 10 克	怀山药 10 克	黑附子 10 克	肉桂（后下）10 克
菟丝子 10 克	车前子（布包）30 克	茯苓 15 克	泽泻 15 克
猪苓 15 克	陈皮 10 克	半夏 10 克	生姜 3 片
大枣 5 枚			

水煎服，日 1 剂。

服药 3 剂后，毫无疗效。我想可能是久病体虚、机体免疫力低下之故，将原方加黄芪 30 克以补气利水，服药 3 剂，证无进退。又想麻黄可利水消肿，但不良反应较大，经和家属商议，死马当活马医，又加麻黄 10 克，服药 3 剂，毫无寸功。真是一筹莫展，再无计可施。

当时我和家属都认为患者大限已到，只好尽人事、由天命了。此时本村有一六旬老农来患者家中串门，此人虽不是医生，却略通医道，喜欢到患者家中凑热闹，出谋划策。他问我用麻黄了吗？我说用了。他问用了多少？我说用了 3 钱。他说不行，用量太大了，不能超过 1 钱，超过 1 钱不但起不了利尿作用，还会使药走汗经。

我受其启发，想麻黄用至 3 钱确实是起到了发汗作用，和家属商量将麻黄改为 3 克一试。孰料服药当天，患者尿量即增加至约 1000 毫升。再用原方为基础加减化裁治疗 1 个多月，水肿都得到较好的控制。以后临床每遇有需用麻黄利尿的患者，用量皆不超过 3 克，有事半功倍之效。

曾治张某，男，60 岁，农民。

患者于 5 天前因剧烈呕吐、大小便不通而到石家庄市某医院诊治，检查为急性尿毒症，不治出院。回家后即浑身浮肿，1984 年 8 月 12 日求我诊治。诊见患者尿量减少，浑身浮肿，恶心呕吐，大便干结，头痛如劈，烦躁不安，舌红苔黄腻，脉数。

证属湿热内蕴、气机壅滞。拟破气通滞、利水消肿法调治。

处方：

黑丑 6 克　　　　白丑 6 克　　木通 6 克　　车前子（布包）30 克

萹蓄 10 克　　　　茯苓 15 克　　羌活 10 克　　竹茹 10 克

大黄（后下）10 克　甘草 6 克

服药 2 剂，除大便好转外，其他症无进退。原方加麻黄 3 克，继服 2 剂，尿量增加，浮肿减轻。

又治耿某，女，32 岁，农民。1986 年 5 月 13 日初诊。

患者早晨起床后，头痛恶风，咽喉肿痛，眼睑微肿，有恶心感，以为伤风了，没在意。下午发现四肢都显浮肿，心里才着了急。忙找我诊治。诊见患者四肢浮肿，扁桃体Ⅱ度肿大，恶心呕吐，体温较高（38℃），腰部有叩击痛。舌淡，苔白，脉浮数。

此急性肾炎初期，拟疏风清热、宣肺利水法调治。

处方：

麻黄 3 克　　生石膏 30 克　　白术 10 克　　　　桑白皮 15 克

陈皮 10 克　　茯苓皮 12 克　　车前子（布包）30 克　　金银花 30 克

连翘 10 克　　生甘草 6 克

服药 4 剂，浮肿消退，诸症消除。

按：张姓患者湿热内蕴、气机壅滞之象非常明显，应用破气通滞、利水消肿之法也可谓药证相符，为什么会效不如愿呢？原因是忽视了麻黄的利水消肿作用，这就和提壶倒水一样，倒水前没有揭掉上面的壶盖，水就不会出来地利索。在治疗耿姓患者时因已知道了提壶揭盖的道理，在方剂中加入了少量的具有宣肺利水作用的麻黄，故能应手而效。由此可证麻黄少量应用在利水消肿中的作用。

十九、乙肝的辨治体会

慢性传染性乙型肝炎，简称乙肝。是人体感染乙型肝炎病毒后出现的一系列病理反应，其病情复杂，传变迅速，预后不良。目前中西医尚无特效疗法。

据报道，目前我国感染乙肝病毒的乙肝病毒携带者超过一个亿，被医学界称为不死的癌症。因此，探求一种简便有效的治疗方法，是目前医学界急待探讨的课题，笔者从医以来，殚精竭虑地探索乙肝的治疗方法，毁誉参半，疗效卓著者有之，起初有效、最后无效者有之，但确有一定的切身体会值得提出来与同仁商榷。

1. 治肝宜疏肝柔肝

感染乙肝病毒后，机体正气奋然反抗，邪正分争，反应强烈。呈现出一派口苦、黄疸、恶心、呕吐、便干或黏滞不爽、舌苔黄腻、脉弦数等肝胆湿热之象。理应清理肝胆湿热，但乙肝为慢性病证，宜从缓图治，欲速则不达。且肝为将军之官，其性刚烈，宜柔而不宜直折。单用苦寒之品还恐有冰伏湿热、变生他证之虞。

曾治刘某，男，32岁。患乙肝大三阳，口苦咽干，身疲乏力，恶心呕吐，身目俱黄，苔黄腻，脉弦数。他医以清理肝胆湿热之法，遍服龙胆草、黄芩、大黄、茵陈、栀子等品两月，证无进退。求治于余，余思乙肝一症，病程缠绵，过用苦寒直折有悖肝脏条达之性，且有冰伏湿热之嫌。遂改用疏肝柔肝之柴胡、白芍、薄荷、香附、当归、菊花，辅以清热解毒、健脾利湿之品加减调治，服药月余，病竟痊愈。

2. 治肝宜清热解毒

治疗疾病的关键是祛除诱因，诱因消除了，机体才能得到更好的恢复。由于感染乙肝病毒是乙肝发病的重要原因，乙肝病毒属疫疠之邪，其性毒热，因此清热解毒也是治疗乙肝的重要法则之一，它贯穿于乙肝病的整个治疗过程之中。半枝莲、白花蛇舌草、山豆根、金线重楼、虎杖清热解毒、修复肝细胞，是治疗乙肝的不可缺失的药物。这些药物还有截断病情、防止癌变的作用。

3. 治肝宜活血化瘀

乙肝久治不愈的病理转归是肝脏硬化。如何软缩肝脏、阻断肝纤维化是乙肝治疗过程中的重要环节，肝藏血，有调节人体血流量的功能。保持肝脏血液的洁净，是维持肝脏正常功能、防止肝纤维化的保证。近年药理研究证实，部分活血化瘀药有维持肝脏生理机能、阻断肝纤维化的效果。当归、丹参、王不留行、三棱、莪术，临证时酌情加入，事半功倍。

4. 治肝宜肝、脾、肾同调

《金匮要略》有云："上工治未病，见肝之病，知肝传脾，当先实脾。"可见两千年前的医圣仲景就发现了肝病传脾的规律，提出了"见肝实脾"的理论。肝病以后，失其条达之性，木郁克土，除见肝脏本脏症状外，尚见食欲不振、恶心呕吐、神疲倦怠、大便溏薄等脾虚之象。肝病日久，子盗母气，还可见腰膝酸软、五心烦热或形寒肢冷、脉细弱等肾虚之症。事实上，慢性乙肝的临床征象是一个涉及肝、脾、肾三脏的一个庞大而复杂的证候群。肝、脾、肾三脏同调，在乙肝的治疗、转归和预后等方面都具有重要的临床意义。

曾治临村盛某，男，42 岁，患乙肝 3 年，近期化验小三阳、甲胎蛋白阳性。省、市、县多家医院都疑为癌症，不予治疗。2003 年 3 月 16 日延余诊治。患者骨瘦如柴，气息微弱，面色灰暗，巩膜发黄，水谷不进，五心烦热，肝脏触之坚硬如石，脉细数。余以柴胡、白芍、黄芪、人参、半枝莲、山豆根、威灵仙、鳖甲、当归、三棱、虎杖、五味子组成基本方，随症加减调治两月，竟获全功，患者存活至今，健壮如初。

笔者祖居贫困山区，是乙肝的高发地区，老百姓的保健意识极不规范，许多患者一人得病，全家传染，状况惨烈。为此，笔者四处奔走，唤起民众的保健意识，并积极研究乙肝的治疗方案，经数十年临床探索，千余例患者的临床验证，终有所悟，今不揣冒昧，将自己的井底之见提出来与大家商榷，望同道鉴之。

二十、阳和汤合固步汤治疗脉管炎

久闻原石家庄地区人民医院中医科主任张世明老先生治疗血栓闭塞性脉管炎有一定造诣，在石家庄地区甚至河北省医务界都有很大的影响。

1980 年，笔者在石家庄地区人民医院进修，有幸随先生侍诊，亲历了先生所治疗的两例血栓闭塞性脉管炎的全过程。这两例患者虽然年龄、籍贯、职业各不相同，症状亦略有差异，但先生都是以阳和汤合固步汤为基础，根据患者的体质、症状加减化裁而治愈的。

回来后我即按图索骥，用阳和汤合固步汤为基础，根据患者的年龄、体质、症状及其所患疾病时的季节，加减化裁，治疗了数例血栓闭塞性脉管炎患者，皆有不同程度的效验。

曾治孙某，男，29 岁，农民。

患者两年前曾患血栓闭塞性脉管炎，在上海某医院治愈后，左足小跗趾、无名跗趾已经溃烂掉了。今春左足跗趾又感疼痛，夜间和左下肢下垂时更甚，影响劳动、生活和睡眠。于 1985 年 4 月 26 日求余治疗。诊见患者左跖发黑而疼痛，趺阳脉消失，左足发凉，四肢不温，素常喜暖怕冷，食少便溏，形体瘦弱，舌质淡，苔薄白，脉沉细而缓。

此脉管炎复发之兆，乃身体虚弱、阳气不足、体质虚寒、血为寒凝、脉络痹阻之故。拟以阳和汤合固步汤化裁治疗。

处方：

熟地黄 12 克	鹿角胶（烊）10 克	干姜（炮）10 克	桂枝 10 克
麻黄 10 克	白芥子 10 克	当归 15 克	蒲公英 30 克
金银花 30 克	紫花地丁 15 克	淫羊藿 10 克	巴戟天 10 克
川牛膝 30 克	丹参 30 克	甘草 6 克	

水煎服，日 1 剂。

服药 5 剂后，足跖趾疼痛减轻。再服 12 剂，皮色正常，疼痛消失。继用原方 10 剂以巩固疗效。

又治顾某，男 40 岁，农民。

主因左足中跖趾疼痛发凉而于 1988 年 10 月 19 日就诊。患者自述：左中跖疼痛，夜间为甚，自觉左足发凉，稍微活动一会儿后疼痛略轻。望之患处皮色不变，触之患足不温，趺阳脉消失，问知患者素常食欲不佳，身体不壮，易患感冒，舌质淡胖，苔薄白，脉沉细无力。余思此可能系脉管炎，乃身体虚弱、气虚无力推动血行、络脉瘀阻之故。因不能确诊，贸然说出会引起患者不必要的恐慌。即一边开药，一边嘱患者去石家庄做进一步检查。

处方：

党参 10 克	黄芪 30 克	鹿角霜 10 克	白术 10 克
干姜（炮）10 克	金银花 30 克	蒲公英 30 克	紫花地丁 15 克
野菊花 10 克	麻黄 10 克	当归 15 克	苏木 10 克
地龙 10 克	甘草 6 克		

并千叮咛，万嘱咐，要患者不要惜钱，一定要吃药，一定要去石家庄检查。

5 天后患者来告：去省二院做了检查，诊断为血栓闭塞性脉管炎。检查的同时没敢断药，现在疼痛稍好了。我想药已切中病机，不宜更法。将原方党参改为人参 10 克，继服 20 余剂而愈。继以 654-2、脉通、双嘧达莫等巩固疗效。

按：血栓闭塞性脉管炎的发病机制复杂。但究其发病之源，不外正虚邪恋。虚为人体阳气虚损，阴寒之毒内盛；或人体正气不足，无力鼓动血行，末梢血管闭塞，邪为阴寒毒邪或瘀毒之邪结聚。

阳和汤为温阳散寒之剂，由熟地黄、鹿角胶、炮姜、肉桂、白芥子、麻黄组成，有温经通脉、滋补强壮、激发机能、促进代谢、增加抵抗力之功，主治慢性脓肿。

固步汤为活血清热解毒之剂，由当归、蒲公英、金银花、生石膏、山栀子、黄连、野菊花、忍冬藤组成，功专通络解毒，善清血分之毒。两方相配，滋补强壮，温阳益气，活血通脉，清除血分之毒，正合血栓闭塞性脉管炎之病机。

然血栓闭塞性脉管炎的毒邪多为阴毒之邪，患处常有发青发紫、发凉怕冷等阳虚阴寒之象，故一般不用生石膏、黄连、山栀子等寒凉之物。桂枝温阳通脉之力比肉桂稍大，故一般用桂枝易肉桂。

二十一、定痫汤治疗癫痫

癫痫，以突然昏倒、四肢抽搐，甚或角弓反张、昏迷不醒、口吐白沫、两眼上翻为主症，发作前患者可自感某一固定症状为前兆，发作后一如常人。其发病机制，一般认为与脑细胞异常放电有关。

笔者认为：该病的病因病机是禀赋不足，素体虚弱，机体代谢功能紊乱，痰瘀交结，复加六淫、七情刺激，痰瘀之邪上窜清窍。据此，笔者审因论治，自拟"定痫汤"以对付这一顽症。几十年来，临床凡遇这一顽症，即以此为基础加减调治，疗效比较满意。

1. 方药组成

人参 10 克　鹿角霜 10 克　　　黄芪 30 克　石菖蒲 10 克
郁金 10 克　当归 10 克　　　　川芎 10 克　海浮石 10 克

琥珀 3 克　　冰片（研，冲）1 克　蜈蚣 2 条　　半夏 10 克

龙齿（打）30 克

2. 功效及方义分析

功效：培补元气，活血养血，化痰止痉。

方义分析：本方以人参、鹿角霜、黄芪培植人体正气，养心安神；当归、川芎、郁金活血化瘀；且当归活血补血，与黄芪相配为当归补血汤，与人参、鹿角霜气血双补，使"正气存内，邪不可干"。郁金还可行气解郁，舒达七情；海浮石、半夏、石菖蒲、琥珀化痰；与当归、川芎、郁金逐瘀豁痰，清除体内的病理分泌物。且琥珀可化痰解痉，石菖蒲可豁痰开窍，冰片可开窍醒神，三者都可利于癫痫症状的消除。龙齿镇惊，与琥珀相配化痰镇痉；配入蜈蚣祛风解毒镇痉，祛风解毒利于清除六淫之邪，在此取其解痉止痫之效。且癫痫顽症，缠绵难愈，非血肉之躯、走窜之品难以奏效。诸药合用，大补气血以培植人体正气；化瘀逐痰而清除患者的病理分泌物；祛风解毒、疏达七情而消除外来的环境刺激；化痰开窍、解痉镇惊以解除患者抽搐、昏迷、吐涎等症状，是扶正祛邪之良药，消除诱因之佳品。以之对付癫痫顽症，药证相符。

曾治盛某，女，31 岁，农民。1986 年 10 月 20 日初诊。

幼患癫痫，每年发作 2 ~ 3 次，突然昏倒，不省人事，四肢抽搐，角弓反张，两眼上翻，口吐白沫。多方求治，服药非筐抬车拉不能盛载，疗效甚微。结婚生产后发作更频，每年发作约 5 ~ 6 次，每次发作都是在月经过后。今年秋季，月经过后因家庭琐事与丈夫发生争执，复加劳累过甚，诱发癫痫。此次发作后频率更甚，每隔三五天即发作 1 次，甚至一日多次发作。无可奈何，求治于余。望其呈慢性病容，面色萎黄，形体消瘦，精神萎靡，时有叹息，舌淡苔薄白；闻其语声怯弱，气短不足以息；问其知患者口中酸臭，呕恶纳呆，大便干结，浑身乏力；切其脉细弱略数。

此乃禀赋不足，身体虚弱，痰瘀虚火结于体内，复加情志劳累刺激，诱发癫痫发作。拟以扶正养阴，化痰逐瘀，疏肝解郁法调治。

处方：

太子参 15 克　鹿角霜 10 克　　　黄芪 15 克　当归 10 克

何首乌 10 克　石菖蒲 10 克　　　郁金 10 克　海浮石 10 克

琥珀 3 克　　冰片（研，冲）1 克　蜈蚣 2 条　半夏 10 克

柴胡 6 克　　白芍 12 克　　　　生大黄 6 克　甘草 6 克

水煎服，日 1 剂，每次服药后喝蜂蜜水一碗。

服药 5 剂后患者来述：服药期间癫痫仅发作 1 次，其他症状均有不同程度减轻。我想药证相符，不宜更法。嘱其照原方再服 5 剂。服药后患者再次来述：服药期间癫痫未发，全身各部都感觉舒适，唯大便溏薄。我即以原方去大黄，让其再服 20 剂，以后患者未再来诊。10 年后路遇患者，询其病况，她说自那次诊疗后，身体状况一直不错，癫痫也仅 1 年发作二三次，且症状轻微。

又治李某，男，45 岁，粮站职工。

素患癫痫，每月或隔月发作 1 次。发作时角弓反张，四肢抽搐，口吐白沫，昏不识人，发作后一如常人。1988 年 4 月 27 日调来我乡后，向我索取治疗癫痫的药方。我观其身体貌似强壮，动作矫健，说话铿锵有力。细问知患者多年来一直大便不成形，即使夏季也感四肢发凉，常感腰部酸痛。舌淡苔薄白，脉沉细无力。

患者是先天禀赋不足，后天脾胃虚弱，阳气不足，机体代谢功能紊乱，痰瘀交结，上窜于脑所致。

"定痫汤"原方去黄芪加附子、白术治之。

处方：

人参 10 克　　　鹿角霜 10 克　白术 10 克　附子 10 克

石菖蒲 10 克　　郁金 10 克　　琥珀 3 克　　冰片（研，冲）1 克

龙齿（打）30 克　海浮石 10 克　半夏 10 克　当归 10 克

川芎 10 克　　　蜈蚣 2 条

水煎服，日 1 剂。

同时嘱其有条件到医院找紫河车一具，焙干研末装胶囊，每服 10 粒，每天 2 次。

患者对我比较信服，一直坚持服用 1 个多月。2011 年秋季我巧遇患者，问其病况，患者告知：自 10 多年前服药以后，身体状况一直不错，腰酸痛、四肢冷、大便稀一直未犯。癫痫也减至每年发作一二次，且症状轻微，仅显四肢轻微抽搐。患者一直拉着我的手不放，千恩万谢。

二十二、祛风补肾活血法治疗顽固性蛋白尿

顽固性蛋白尿即尿蛋白持续不降，是慢性肾炎、肾病综合征、尿毒症的特征性临床表现，与病情的轻重呈正比例出现，能够直接反映疾病的轻重程度。

在疾病发展的进程中，如果能够及时有效地控制住蛋白尿，对于阻断病情的进一步恶化，控制疾病的传变，增强患者及其家属战胜疾病的信心等都具有无比重要的临床意义。

多年来，笔者凡遇顽固性蛋白尿，即予自拟的具有祛风补肾活血作用的"密龙汤"加减治疗，疗效肯定。兹冒昧提出来与各位高明共同切磋。

1. 密龙汤方剂组成

独活 10 克	麻黄 6 克	生石膏（布包）30 克	山茱萸 10 克
蜈蚣 2 条	丹参 30 克	川萆薢 10 克	益智仁 10 克
白术 10 克	川牛膝 30 克	黄芪 30 克	甘草 6 克

2. 功效

祛风补肾，活血利尿。

考历代中医，并无慢性肾炎、肾病综合征、尿毒症等记载，更无蛋白尿这一症状的描述。根据其临床症状，似应包括在"水肿""虚劳""关格""癃闭"等范畴。尿蛋白的形成，机制非常复杂。但从中医的角度来讲，总和肾气不足、固摄无权、精气外泄有关。肾病初起，机体表现为发热恶寒、头痛咽痛、眼睑水肿、状若卧蚕、恶心呕吐、苔白脉浮等症状，与《伤寒杂病论》所描述的"风水"一症极为相似。这也就是急性肾炎的早期

临床表现。虽然疾病发展到这一阶段，病情的表现早已没有了这些症状，但溯源求本，现在所有的病证都是由此演变而来的，中医古有"肺主治节"之说，肾病治肺，有提壶揭盖之妙。我们当时曾想象治疗原发疾病的症状对现在症状的消除是否会起到釜底抽薪的作用，而越婢加术汤正是《伤寒杂病论》治疗风水主方，是中医治疗急性肾小球肾炎的鼻祖处方。方中麻黄宣肺利水，提壶揭盖；而脾失健运同样是造成水湿泛滥的重要原因之一。《素问·至真要大论》说："诸湿肿满，皆属于脾。"所以加白术健脾利水；生石膏清肺泄热。肾病日久，肾气必亏。临床常见腰背酸痛，腰膝乏力，精神疲惫，免疫功能低下。故《素问·水热穴论》有"其本在肾，其末在肺……皆水积也"的说法。故方中配入山茱萸、益智仁补肾，助川草薢分清秘浊；西医学研究证实，改善肾小球、肾小管局部的微循环有利于肾的恢复，同时肾衰竭期还会出现不同程度的循环系统症状，故方中加入丹参、川牛膝活血化瘀，改善肾小球、肾小管局部的微循环；配入蜈蚣，一助麻黄、独活祛风，一助丹参、川牛膝活络，同时，肾病日久，排毒功能必然减弱，入蜈蚣还有助肾脏排毒之力；黄芪补气利水，对消除尿蛋白有特殊的效果；方中配入独活，更是以之祛腰以下肾脏之风邪，引诸药直达病所。

3. 验案举要

案 1：张某，男，27 岁，农民。

患者于 1984 年春季在石家庄打工时，突然高热头痛、咽喉肿痛、浑身水肿而住进石家庄市某医院，经治疗其他症状消除，而尿蛋白持续不降。无奈只好放弃打工回家休养。其间求医无数，症状时轻时重。于 1985 年 8 月 13 日经人介绍来我处就诊。患者持有一张曲阳县某卫生院的化验单，尿中有两个蛋白加号并有少许红白细胞。自述腰背酸痛，四肢发凉，体质虚弱，稍加劳作即心慌气短，四肢水肿，舌淡苔白腻，脉沉细。

此证属肾气不足、气化无权之故。

拟温补脾肾，分清泌浊。

处方：

山茱萸 10 克　　山药 10 克　　益智仁 10 克　　川草薢 10 克

白术 10 克　　麻黄 6 克　　独活 10 克　　丹参 30 克

川牛膝 30 克　黄芪 30 克　陈皮 10 克　　甘草 6 克

水煎服，日 1 剂。

服药 10 剂后，患者二次来诊，高兴地说："服了多少药了，从来没有这次的药管用。现在腰也不痛了，腿也不肿了，精神也比以前好多了。"我让患者又去验了尿，结果是尿中还有两个蛋白，并有少许红细胞。患者顿时又蔫了起来。我想既然是照抄古人的处方，就干脆抄个彻底，看看效果怎样。遂于原方加生石膏 30 克一试。

又服药 10 剂后，患者再次来诊，说精神比以前还好，双膝也比以前有劲了，就是不知道尿液怎么样。我又让患者验了尿，结果蛋白只剩一个了，红、白细胞也没了。切其脉搏，似乎也比以前有劲了。效不更法，二诊原方加蜈蚣 2 条。再进 10 剂后，化验尿中蛋白消失。为巩固疗效，患者又照三诊原方服药十余剂。随访至今，患者健壮如初。

案 2：刘某，男，49 岁，河北灵寿人，农民。就诊日期：2005 年 4 月 17 日。

患尿毒症已有 3 个月，每半个月去石家庄透析 1 次。尿少色黄，每次透析 10 天以后肢体即显水肿。现症：腰膝酸软，精神疲惫，面色灰暗，牙龈红肿而痛，食欲不振，有时呕吐清水，舌暗淡，苔白，脉沉细。患者手中有一张 3 天前从省二院检查的化验单，其中尿蛋白 4 个加号并有少量的透明管型。

从中医的角度考虑，此乃脾肾两虚、膀胱气化不利之故。

拟温补脾肾、分清泌浊之法调治。

处方：

山茱萸 10 克　川萆薢 10 克　益智仁 10 克　麻黄 6 克

生石膏 30 克　白术 10 克　　蜈蚣 2 条　　独活 10 克

川牛膝 30 克　半夏 10 克　　黄芪 30 克　　甘草 6 克

生姜 3 片　　　大枣 5 枚

水煎服，日 1 剂。

服药 15 剂后，患者家属来述：服药后精神好转，呕吐已止，经当地化验，尿蛋白已降为两个加号，余症如故。我想药已切中病机，只是肾功能已衰，恐一时难以收功。即以原方中加山药 10 克、枸杞子 10 克，让其回去继续服用。

1 个月后，患者再次来诊，手里拿着一张从本地检验的化验单，兴奋地说：吃了药尿蛋白没了，管型也不见了，精神也好多了，稍微干点活如扫地、喂猪腿也不肿了，尤其难能可贵的是自服中药以来还没去石家庄做过血液透析。我也挺兴奋，嘱其将原方配好后磨成药面，装胶囊，每次服 10 粒，每日两次以巩固疗效。只可惜单位离他的住所有百里之遥，素常无见面的机会，而我又不慎将他的联系电话搞丢了，没有随访到远期疗效。

二十三、逍遥散化裁治疗神经症

神经症是人体受到一定刺激或打击后，心情郁闷，长期得不到宣泄而出现的综合征。患者往往自感身体某一部位有某种特殊不适，非常痛苦，其症莫可名状，甚至有欲狂欲死的感觉。其发作时往往有一定的情感诱因和时间规律。这个病有一定的症状特点：就是他的症状不管多么复杂，总是伴有精神沉默、性格孤僻、多愁善感、唉声叹气、失眠多梦等共有症状。

考中医学并无"神经症"这一病名称谓，根据其症状特点，似应归属于"脏躁""郁证""嘈杂""失眠""心烦"等范畴。本病长期不愈，有诱发"抑郁症""焦虑症""精神病"之嫌。因此，积极探求该病的治疗方法，对于截断疾病的进一步发展，解除患者的精神痛苦，提高患者的生存质量均具有非常现实的临床意义。

逍遥散出自《太平惠民和剂局方》，由柴胡 3 克、当归 3 克、白芍 3 克、茯苓 3 克、白术 3 克、甘草 1.5 克、煨生姜、薄荷叶适量组成，有疏肝健脾、散郁调经之功，治疗血虚肝郁引起的胸胁作痛、头痛目眩、口燥咽干、食少神疲、月经不调及骨蒸劳热最为有效。逍遥，顾名思义，它具有身体舒适、心情乐和、自由自在的意思，也就是服用本方后能使人心情舒畅，逍遥自在。

造成神经症的原因虽多，病机复杂，但总和肝郁气滞有着千丝万缕的关系。我们知道：肝郁气滞者多见胸胁胀满、胸闷不舒、精神沉默、注意力涣散、心烦喜呕、时时叹息、食欲不振、失眠多梦等神经系统的症状。肝郁血虚还可见到心悸怔忡、心烦易怒、多梦易惊、动则心慌等神经症的症状。肝气犯胃还可见到胸脘满闷、嘈杂不适、胸腹胀痛、失眠多梦等胃肠道神经症症状。

以逍遥散为主方，根据其临床见症，或以疏肝理气为主；或以理气化瘀为主；或以疏肝养血为主；或以疏肝健胃为主。或辅以理气消积；或辅以化瘀止痛；或辅以宁心安神；或辅以健脾和胃。疏肝解郁、排忧畅神的宗旨不变，随症加减，遇坚猛攻，遇寇穷追，或许对神经症治疗有所裨益。

曾治耿某，女，42岁，农民。

患者近半年来，胃脘痞闷，嘈杂不适，食欲不振，心烦喜呕。曾先后在县、市、地区、省级医院检查诊断，找不出确切原因，最后确诊为胃肠道神经症。近两天来，嘈杂更甚，水米艰进，呕恶不止，每到夜晚，胃脘胀痛连及胸胁，痛不欲生，于1984年10月22日求我诊治。症如上述，舌质偏红，苔白稍腻，脉象弦涩。

此肝胃不和、气机不利、瘀滞内停之故。

拟疏肝和胃、化瘀消积之治。

处方：

柴胡6克　　　白术10克　　　当归10克　　三棱（炒）10克

五灵脂10克　蒲黄（包）10克　半夏10克　　竹茹10克

枳实10克　　栀子10克　　　甘草6克

水煎服，日1剂。

服药2剂后，患者呕恶停止，能稍进流食，心烦胀闷诸症减轻，舌脉从前。二诊时于原方加薏苡仁30克以加强健脾除湿之功，再服5剂，半年沉疴，豁然痊愈。

又治王某，男，40岁，农民。

患者近3年来，经常心悸怔忡，稍劳则甚，心慌气短，食欲不振，失眠难睡，稍微入睡则噩梦纷纭，丧失劳动能力。曾多方求治，在多家医院经B超、彩超、心电图检查找不出确切病因而诊断为心脏神经症。服药之数非船载车拉难以形容其众。1983年6月9日来我处就诊。观患者心情郁闷，沉默寡言，时有太息，喜静少动，舌淡苔白，脉弦细。

肝郁血虚、后天不足、心失所养之象昭然。

拟疏肝养血、宁心安神、健脾扶正之法调治。

处方：

党参 12 克　　黄芪 15 克　　　柴胡 6 克　　白芍 12 克

炒枣仁 30 克　当归 10 克　　　薄荷 6 克　　郁金 10 克

桂枝 10 克　　龙齿（打）30 克　夜交藤 30 克　甘草 6 克

生姜 3 片　　　大枣 5 枚

水煎服，日 1 剂。

服药 5 剂后，患者二次来诊，高兴地说服药后精神好转，心悸减轻，睡眠稍实。查其舌脉如故。想药已切中病机，不宜更法。便嘱其照原方继进，又服药十余剂，诸症悉平，随访 1 年未发。

二十四、消疣汤治扁平疣

扁平疣是一种临床常见的皮肤病，治疗相当棘手。1985 年秋，我去河南洛阳串亲，从表哥那里得一药方，我将其命名为"消疣汤"，运用于临床，疗效确切。

1. 处方组成

马齿苋 30 克　板蓝根 30 克　红花 10 克　当归 10 克

金银花 30 克　连翘 10 克　　紫草 10 克　赤芍 10 克

防风 10 克　　甘草 10 克

2. 功效

清热解毒，活血祛风。

3. 主治

扁平疣。

4.机制

西医学研究证实，扁平疣是感染疣病毒后所引起的一种顽固性皮肤病。笔者认为：该病患者多素体瘀热壅盛，感染风毒后毒瘀结聚，随风外窜皮肤，久聚不去。

本方以马齿苋、板蓝根、金银花、连翘、甘草清热解毒，红花、当归、紫草、赤芍活血凉血，防风祛除风邪，诸药相和，清热解毒，活血祛风，使疣去肤平。

曾治梁某，女，26岁，农民。

患者半年前不知怎么长了一脸扁平疣，大小不一，非常难看，1999年7月25日求我治疗。观其面部有大小不一的扁平疣数十个，舌脉正常。我予消疣汤原方5剂，一煎、二煎口服，三煎洗面。每日1剂。5剂用完后，疣去肤平。

又治安某，女，34岁。2001年9月25日初诊。

不知从何起，脸上长了十几个扁平疣，曾多方求治，未见成效，查其舌脉正常。我即开了消疣汤5剂，嘱其一二煎口服，三煎洗面。谁知患者拿到药方后，心里犯了嘀咕，她见方子实在平常，心想我以前蝎子、乌梢蛇服了不少，都没有成效，这个方子实在太平常、太简单了，服了也不会有多大成效，不服吧，这么远来了有碍情面，服吧，肯定也起不了什么功效。思前想后，抓了3剂。让她没想到的是，回家服了3剂，脸上的疣竟然见好了，她赶紧又买了5剂，药尽病除。

二十五、化癖汤治疗乳腺增生

乳腺增生又称"乳癖"。是一种严重危害妇女身心健康的常见病、多发病。近几年来，随着人类疾病谱的改变和诊疗技术的普遍提高，这种病的检出率越来越高。而这种病的治疗相当棘手，若失治误治，还有诱发癌变之嫌。因此，积极探求对该病简单、实用、疗效可靠的治疗方法，对于解除患者的病痛、截断疾病的进一步发展、保障广大妇女的身心健康具有无比重要的现实意义。

1. 方药组成

柴胡 6 克	白芍 12 克	当归 10 克	三棱（炒）10 克
莪术（炒）10 克	浙贝母 10 克	威灵仙 15 克	丹参 30 克
桔梗 10 克	甘草 6 克	生姜 3 片	大枣 5 枚

水煎服，日 1 剂。

2. 加减

气血不足者加黄芪、熟地黄；毒热壅盛者加蒲公英、瓜蒌；疼痛不甚、肿块坚硬者加半夏、牡蛎；疼痛严重者加延胡索。

3. 机制

上溯三千年，中医学并无"乳腺增生"的病名。根据其症状特点，似应归属于"癥瘕""胁痛""瘰疬"等证的范畴之内。妇女若心胸狭小，不耐情志刺激，再加上经、带、胎、产等生理因素，肝血常显不足。肝气不舒，在所难免。肝气长期郁结，气机紊乱，血液、津液代谢必然失常，痰瘀结聚，"癥瘕""瘰疬"应运而生，生理使然。因此，疏肝解郁、活血化瘀、消痰散结理所当然地成为该病的治疗大法。本方以柴胡、白芍疏肝解郁；白芍、当归、丹参和血养血柔肝；三棱、莪术破血破气，消除"癥瘕"；浙贝母、威灵仙、桔梗化痰散结，消除"瘰疬"；桔梗引诸药直达胸胁乳房部位；甘草、姜、枣调和诸药，调整内分泌，共奏养血柔肝、疏肝解郁、逐瘀除痰、消除增生之效。

曾治田某，女，40 岁，农民。

患乳腺增生两年，曾服"乳癖消""昔酚"无效。于 1984 年 7 月 10 日求我诊治。查患者两侧乳房各有大小约 3cm×5cm 的肿块两个，刺痛憋胀，经期加重，饮食、二便如故，眼睑苍白，舌质淡，苔白，脉弦细。

此乃肝血不足、肝气不舒、痰瘀结聚之象。

拟养血柔肝、逐瘀消痰法调治。

处方:

柴胡 6 克　　白芍 10 克　　当归 10 克　　威灵仙 15 克

炒三棱 10 克　炒莪术 10 克　浙贝母 10 克　丹参 30 克

何首乌 10 克　熟地黄 10 克　桔梗 10 克　　甘草 10 克

生姜大、枣为引。

服药 5 剂后,患者二次来诊:肿块明显缩小,胀痛减轻。效不更方,原方再进 10 剂,痊愈。

又治李某,女,34 岁,干部。

患者 1 年前发现右侧乳房有一个大小约 2cm×4cm 的肿块,稍有刺痛,在县医院检查为乳腺增生,服一段药物后证无进退,再没理会。今年春季明显加重,每逢月经期肿块发硬,刺痛明显。

近 10 天来,肿块发红,疼痛剧烈,于 1986 年 5 月 12 日来我处求治。患侧乳房发红,按之较硬,不喜揉按,食欲不振,恶心呕吐,舌淡,苔薄黄,脉浮数。

此乳腺增生日久,复感风毒,有诱发乳痈之虞,急用疏肝化瘀、清热解毒法治疗。

处方:

柴胡 6 克　　白芍 10 克　　蒲公英 30 克　瓜蒌 30 克

葛根 12 克　　白芷 10 克　　当归 10 克　　丹参 30 克

桔梗 10 克　　威灵仙 15 克　浙贝母 10 克　生甘草 10 克

水煎服,日 1 剂。

另用芒硝 30 克单包,中药一二煎口服,第三煎加入芒硝热敷患处。

连服 3 剂,患处皮红消失,肿块变软,疼痛减轻。原方去葛根、白芷加炒三棱 10 克、炒莪术 10 克,继服 15 剂痊愈。

第三章　常见病证治体会

一、卵巢囊肿的辨证论治

卵巢囊肿是妇科常见疾病，随着 B 超技术提高和在基层的广泛应用，这种病的检出率越来越高。而这种病的主要表现为月经不调、白带过多，对妇女的身体危害极大，心理上也会造成一定影响，且失治误治，病情进一步发展，还有可能恶化。积极探索本病的治疗方法，是每个基层医生义不容辞的职责。近年来，笔者从大量的卵巢囊肿患者的治疗体会中总结了一套辨证治疗方案。

卵巢囊肿是西医学的一个病名，中医学并没有有关该病的记载。根据其临床表现，似乎应该归属于"带下""腰痛"等范畴；根据其在 B 超下所见，似乎也可归属于"癥瘕""痰核"等范畴。卵巢囊肿的形成，笔者认为是素体痰湿偏盛，机体津液代谢功能紊乱，复加不注意经期卫生，湿热毒邪乘虚流注带脉，与内蕴之痰湿结聚于胞系，久滞不去之故。治疗当以祛湿化痰为大法。根据其症状特点，还应参以活血化瘀之品调治。

1. 痰湿结聚

症见腰背酸痛、白带偏多、月经不调，或兼见头晕目眩、神疲乏力、肢体倦怠、食欲不振、大便黏滞不爽、恶心呕吐等症，苔腻，脉弦滑。患者往往体格较胖。辨证要点为腰背酸痛、白带偏多、月经不调。

治疗原则：祛湿化痰，调经止带。

方药：以苍附导痰汤为主方。

处方：

苍术 10 克　　　半夏 10 克　　茯苓 10 克　　薏苡仁 30 克

香附 10 克　　　海浮石 10 克　益母草 10 克　三棱（炒）10 克

莪术（炒）10 克　威灵仙 15 克　甘草 6 克

方义：本方以苍术、半夏、茯苓、薏苡仁健脾祛湿调整其痰湿体质治其本。香附调理气机、益母草活血调经、海浮石驱除顽痰、威灵仙消除积聚，共抗组织增生；三棱、莪术破血破气，消除囊肿治其标。甘草调和诸药。

诸药合用，祛湿化痰、理气消瘀，使囊肿得消，诸症得平。若神疲肢倦，可加黄芪、党参；白带发黄者可加黄柏、芡实；腰背痛甚加独活、细辛；白带赤白相间者可加半枝莲、白花蛇舌草，并谨防恶化。

2. 湿邪下注

症见白带量多、腰背疼痛、肢体倦怠、月经不调，或兼见神疲乏力、食欲不振、呕恶便溏等症，舌苔白腻，脉滑或濡。辨证要点为白带量多，腰背酸痛，肢体倦怠。

治疗原则：除湿止带，活血调经。

方药：以完带汤为主方。

处方：

白术 10 克　　苍术 10 克　　陈皮 10 克　　柴胡 10 克

赤芍 10 克　　茯苓 10 克　　荆芥穗 10 克　威灵仙 15 克

海浮石 10 克　三棱（炒）10 克　莪术（炒）10 克　甘草 6 克

方义：本方以白术、苍术、陈皮、茯苓健脾祛湿调整其痰湿体质治其根本。柴胡、荆芥穗除湿止带，海浮石驱除顽痰，威灵仙消除积聚，共抗组织增生；赤芍活血调经，三棱、莪术破血破气，消除囊肿治其标。甘草调和诸药，共奏除湿止带、活血调经、消除囊肿之功。临床还要根据其病情随症加减。

卵巢囊肿的外在表现都是腰背酸痛、白带增多、月经不调，没有 B 超检查很难诊断，所以这两个证型很难截然分开，只不过一个以白带过多为主症；一个以月经不调、腰背酸痛为主症罢了。在治疗时应根据临床实际情况，一个以除湿止带为主；一个以活血调经为主。海浮石驱除顽痰，威灵仙消除积聚，笔者从多年的临床实践中体会到它们都有抗组织增生的作用；三棱、莪术破血破气，消除癥瘕积聚，笔者体会它们还有消除囊肿的作用，在实际治疗时这四味药都不可或缺。

曾治刘某，女，40岁，农民。

患者因月经不调、腰骶疼痛在县医院查出左侧卵巢有大小约5cm×7cm的卵巢囊肿1个，建议手术治疗。患者因惧怕手术而于1986年8月18日来寻我治疗。患者腰骶疼痛，月经不调，经期前后不定，白带量多，食欲不振，舌苔白腻，脉缓。

此痰湿凝聚胞系之故。我告诫患者此系顽固病证，宜从缓图治，并开了一张除湿化痰、消除囊肿的处方。

处方：

苍术10克	半夏10克	薏苡仁30克	海浮石10克
威灵仙15克	独活10克	茯苓10克	炒三棱10克
炒莪术10克	细辛6克	香附10克	甘草6克

水煎服，日1剂。

服药10剂后，我嘱其再做B超看看疗效。结果囊肿缩至3cm×4cm。再用原方治疗20余天囊肿消失。

又治裴某，女，32岁，农民。2004年11月10日初诊。

白带量多，淋沥不断，腰酸背痛，下肢发软，精神疲惫，舌淡苔白腻，脉濡。B超发现，右侧卵巢有3cm×5cm大小的卵巢囊肿1个。

辨证：湿邪下注。

治宜除湿止带，消除囊肿。

处方：

党参12克	白术12克	苍术10克	薏苡仁30克
炒三棱10克	炒莪术10克	威灵仙15克	茯苓10克
柴胡10克	荆芥穗（炒）10克	芡实10克	海浮石10克
甘草6克			

水煎服，日1剂。

患者心急，才服药 5 剂就自行做了个 B 超，结果发现囊肿缩小至 2cm×3cm。查其舌脉并无明显改变。遂照原方加陈皮 10 克、黄芪 30 克。继服 10 剂，B 超显示囊肿已除。

二、子宫肌瘤的辨证论治

随着人类生活水平的提高、生活习惯的改变和 B 超技术的广泛推广，子宫肌瘤这一疾病在妇科病证当中已不罕见。这种病的预后多不乐观，宜从早图治。尽管目前手术是治疗该病最为保险和便捷的方法，但由于绝大部分患者在切除肿瘤的同时要切除子宫，所以一些患者特别是年轻患者不乐意接受。因此，用中医的方法进行保守治疗仍不失为一种比较科学的治疗方法。

中医学里并无"子宫肌瘤"的记载，笔者认为：根据其临床表现，似乎应归属于"月经不调""月经过多""崩漏"等范畴，根据其 B 超下所见，又应归属于"癥瘕"的范畴。该病的病因病机是由于患者长期受到某种因素（如情志、寒热毒邪等）影响，阻碍气机，气血运行不利，瘀血阻于胞宫所致。其治当以活血祛瘀为大法。

由于该病的外在表现都是以月经过多为主要临床特征，没有 B 超检查根本不能作出明确的诊断，所以其辨证论治也就没有特异之处，一般新病初发、邪盛正不虚者以消除癥瘕、活血止血为主；病程日久、邪恋正虚者应以补气摄血、消除癥瘕为主。

瘀血阻于胞宫、血不归经者症见月经多、血色紫暗或有血块，B 超发现子宫肌瘤。多伴心烦易怒、性情暴躁等症，舌质暗淡或紫，苔薄白，脉涩或弦细。辨证要点为月经过多、血色紫暗或有血块、B 超发现子宫肌瘤。

治宜活血化瘀，消除癥瘕，以少腹逐瘀汤为主方。

方药：

当归 10 克　　生地黄 10 克　桃仁（炒）10 克　红花 10 克

赤芍 10 克　　威灵仙 15 克　三棱（炒）10 克　莪术（炒）10 克

小茴香 10 克　干姜（炒黑）10 克　五灵脂（炒炭）10 克

蒲黄（炒炭）10 克　甘草 6 克

气不摄血者症见月经淋沥不断，血色发淡，B超发现子宫肌瘤，伴见心慌气短，体倦乏力，面色萎黄，眼睑苍白，舌淡苔薄白，脉象细弱。辨证要点为月经淋沥不断，血色发淡，B超发现子宫肌瘤。

治宜补气摄血，消除癥瘕，以安冲汤为主方。

方药：

黄芪60克　　　白术10克　　　龙骨（煅）30克　　　牡蛎30克

海螵蛸15克　　威灵仙15克　　蒲黄（炒炭）10克　　五灵脂（炒炭）10克

白芍10克　　　川断10克　　　茜草12克　　　　　甘草6克

总之，本病瘀血阻于胞宫者以"崩"为主，出血势猛而血色暗淡。

治宜逐瘀生新，消除癥瘕。

气不摄血者以"漏"为主，出血势缓而血色淡白。治宜补气摄血，消除癥瘕。瘀血阻于胞宫者，邪实正不虚，可荡邪驱寇，三棱、莪术、桃仁、红花可放胆用之。为防逐瘀伤新，可加蒲黄炭、灵脂炭、干姜炭活血止血。

气不摄血者，邪气虽在，正气已虚，治宜助正达邪，为防范"虚虚"之诫，三棱、莪术等破气破血之品应尽量避开。用茜草、蒲黄炭、灵脂炭活血止血以达邪。威灵仙性温味咸，软坚散结，有抗组织增生的作用，各型配用都有裨益。

曾治王某，女，32岁，河北阜平人，教师。

患者因每次月经来潮后时长量多有块，在阜平县医院诊断为子宫肌瘤，因惧怕手术而于2003年4月12日求我用中药治疗。现症：每次月经来潮后时间延长，持续10～15天不等，量多色暗夹有血块，经前及经期前四五天腹部疼痛，不喜揉按，素常白带量多，舌质暗淡，苔薄白，脉弦。B超单显示：子宫后壁有一3cm×3cm大小的子宫肌瘤。

此乃气滞血瘀、瘀阻胞宫之证。此时是月经来潮后的第二天，正是中药治疗的最佳时期。拟理气活血、消除癥瘕之法调治。

处方：

柴胡6克　　　　赤白芍各10克　　香附10克　　　延胡索12克

三棱（炒）10克　莪术（炒）10克　威灵仙15克　　当归10克

桃仁（炒）10克　五灵脂（炒炭）10克　蒲黄（炒炭）10克　甘草6克

嘱患者每次月经来潮前 5 天服药 5 剂。

服药 10 剂后，患者第二次来诊，说除了腹部疼痛减轻、月经血块已消外，其他并无改善，要求我再更换一张处方。我查其舌脉如故，就告诉她说：你患的是慢性病，心急不行，应耐心慢慢治疗。我想药已切中病机，不宜频繁更法。嘱其再照原方服药 10 剂看看疗效。她果然照办。

2 个月后第三次来诊，说服药后各种症状基本上消除了，这次月经来潮后仅仅 7 天就干净了，就是白带还有点多。于原方去三棱、莪术加薏苡仁 30 克、苍术 10 克、荆芥穗（炒）10 克以祛湿止带。又服药十余剂，诸症悉平，B 超复查子宫肌瘤消失。

又治李某，女，35 岁，农民。

近 1 年来，月经淋沥不断，基本上没有干净过，于 2002 年 7 月 18 日求治于余。望其面色萎黄发暗，闻其语怯声低，问其体倦乏力，精神极度疲惫，腰背酸痛，月经已分不清周期，基本上没有干净过，最多间隔个十天半月就又来潮了，有时甚至三四个月都没有干净过。血色淡而发黄。舌淡胖，苔薄白，脉沉细。

为求诊断准确，我让其查了 B 超，B 超显示子宫内有一个子宫肌瘤，有 3cm×5cm 大小。我力劝其去石家庄做手术，她说家里条件不允许而求我保守治疗。无奈只好以补气摄血、消除癥瘕之法试试。

处方：

黄芪 60 克　党参 15 克　　白术 10 克　　龙骨 30 克

牡蛎 30 克　海螵蛸 15 克　威灵仙 15 克　茜草 10 克

川断 10 克　蒲黄炭 10 克　灵脂炭 10 克　甘草 6 克

1 个月后患者复诊，说服药后月经减少，其间有 10 天左右的干净期，B超也显示肌瘤已缩至 3cm×3cm 大小了。我让其再服原方 10 剂。惜后来患者再未复诊，2009 年秋我路遇患者，问其情况，她说因家里经济拮据，未能继续治疗。不过从那次治疗后，月经基本正常了，身体也壮实了。

三、活血化瘀在内科病证中的应用

"医家无法想，请教王清任"，这是医务界人人都知道的一句至理名言。王清任是活血化瘀法的倡导者之一，也是活血化瘀法广泛用于各科疾病的开拓者、倡导者。《医林改错》是他的代表作。数百年来，活血化瘀法为多少患者解除了病痛之苦，挽救了多少患者的生命，已无法估量。但一部《医林改错》已成了无数医家寻方问药的法宝。一系列逐瘀汤方，拉开了活血化瘀法广泛应用于临床各科疾病的序幕。笔者悬壶于基层，分科不清晰，门诊内科、外科都看，住院妇科、儿科兼收。见症繁杂，所掌握的医疗知识不精不专。一遇奇难杂症，每每请教清任，多获效验。兹就活血化瘀法在内科疾病中的应用体会作一简介。

首先，在养生方面，活血化瘀法已被证实有改善微循环、清除自由基、维持脏腑正常机能、延缓细胞衰老的作用。

在内科疾病的治疗方面，活血化瘀法被证实对很多疾病有改善微循环、维持脏腑正常机能、恢复脏腑正常的生理活动、缩短病程的作用。这种方法对许多疾病的治疗作用已被西医学所证实，已在多种疾病特别是心脑血管疾病的治疗过程中被广泛应用。

活血化瘀还可改善肾小球、肾小管的微循环，促进肾功能的恢复；活血化瘀能阻断肝纤维化，防止肝硬化，恢复正常的肝功能。活血化瘀对腹痛、头痛、鼓胀、积聚、腰痛、痹证、中风、肿瘤、内脏疼痛的治疗作用已成为众多医家不争的共识。但活血化瘀对呕吐、黄疸、咳喘、感冒、痢疾、癃闭、血证、消渴、失眠、癫狂、神经症、慢性胃肠炎等证的治疗作用则往往被多数医家所忽视。

事实上，呕吐是胃的主要临床症状。我们知道，六腑以通为用，胃肠以降为顺。瘀血阻于胃络，气失和降也是引起呕吐的重要原因之一；黄疸的病机也与"瘀"有关，汉代医圣张仲景在《伤寒杂病论》中就有用抵当汤、猪膏发煎治疗黄疸的记载，今人用丹参、王不留行等活血化瘀药治疗血胆红素升高也取得了很好的疗效；活血化瘀还可促进气管、支气管的微循环，改善呼吸道内的纤毛运动障碍，促使痰浊外排，使咳喘早日消除；至于感冒的治疗，前人早就有"治风先治血，血行风自灭"的说法；痢疾一证，夏秋多见，下利脓血，赤白相间，里急后重。前贤早有"行气则后重自除，活血则便脓自愈"的律条；癃闭日久，膀胱括约肌麻痹或过度收缩，都会造成局部血行障碍，而活血化瘀可改善局部的血液循环，促进膀胱括约肌的功能早日恢复；血证的临床表现，不外吐、衄、便（尿）、咯血，成因众多，原因之一，离经之血滞留，血不归经。如此瘀血不去，则新血难以归经。活血化瘀，岂不快哉？消渴一证，似今之糖尿病，病因病机虽繁，但总和胰腺内胰岛素分泌不足有关。活血化瘀，改善胰腺内微循环，促进胰岛素的正常分泌，不失为一条捷径；失眠、癫狂、神经症，病因病机纷繁。但痰瘀交结，上蒙于脑，蒙蔽清窍，不失为成因之一。活血化瘀，豁痰开窍，可谓是对症治疗的有效手段；慢性胃炎，类型众多而症状杂乱。但胃脘疼痛，却是各型必现的主要症状之一，且缠绵难以祛除。古云"久痛入络"，络主血。且慢性萎缩性胃炎，多为胃癌的早期萌芽症状。如此说来，慢性胃炎从血论治，能不爽乎？

由此看来，活血化瘀法在内科疾病中有很多适应证，对许多疾病都有神奇的疗效。这就要求我们在临证时一定要详细研究疾病的症状，在错综复杂的病因、病机、症状当中，寻找活血化瘀法的适应证。在治疗时根据疾病的临床症状、病因、病机，或单独应用，或兼以使用。或以活血化瘀为主，或以活血化瘀为辅，灵活运用活血化瘀这一神奇疗法，为疾病的恢复创造良好的治疗条件。

四、产后缺乳的辨证论治

产后缺乳，是妇产科常见的临床症状。它虽不会对产妇身体状况带来严重威胁，但会给产妇的日常生活带来很多不便，甚至影响婴儿的生长发育。为探求该病的治疗法则，几十年来，我遍访名师，刻求古训，从千万例患者的实际治疗体会中摸索出了一套辨证论治方案，与现行五版教材比较，有一定出入，今斗胆提出来与同仁商榷。

乳汁的泌出，与脾胃的运化、肝气的条达、肾阳的气化都有很大的关系。恩师郑勇进先生曾教导我说："妇人之血，上行即为乳汁，下行即是月经。"这也就是说，乳汁和人体的血液一样，全赖后天脾胃受盛运化才能生成；肝气的条达、络脉的通畅才能泌出。

说到肾阳的气化，似乎不好理解。这里我们打一个比方，比如一个密闭的容器，完好无损，往里面充灌液体，液体灌满了，液体会自动溢出。如果这个容器下面破损了一个口子，再往里面注多少液体，它都会从下面漏出，不会从上面溢出来。

很多妇女产后恶露淋沥不断，乳汁往往少得可怜；许多妇女产后肾阳衰微，膀胱气化不利，往往小便频数而多。殊不知小便正常排出的是尿，非正常大量排出的是津液。津液是血液，也就是乳汁的重要组成部分。津液无端被外抛了，乳汁怎么也旺盛不了。而肾阳衰微、气化无权是造成小便频数而多的重要原因。所以说肾阳的气化功能正常与否，也是决定乳汁分泌量多少的关键因素之一。

形成产后缺乳的机制，总与脾胃虚弱、肾阳不足，乳汁生成无权；或肝气不舒，络脉不通；或气郁化火，经络被阻；或恶露不尽，阴血外耗有关。其治疗大法当以健脾、益气、补血、补肾、塞流、通络为关键。

气血虚弱者症见产后缺乳，乳房柔软，浑身乏力，四肢倦怠，食少神疲，呕恶纳呆，舌质淡白，舌苔薄白，脉细弱。辨证要点为乳房柔软，四肢乏力，食少神疲。

治宜益气补血、催化乳汁，以补中益气汤加炮山甲、王不留行（炒）、路路通、桔梗、丝瓜络治之。

肝郁气滞者症见产后缺乳，乳房发胀，皮色不变，甚则胀痛连及胸胁，胸闷不舒，善太息，精神沉默，不欲饮食，心烦喜呕，舌淡苔白，脉弦。辨证要点为乳房发胀，皮色不变，连及胸胁。

治宜疏肝解郁、催化乳汁，以逍遥散加炮山甲、王不留行、路路通、桔梗、丝瓜络调治。

毒热壅滞者症见产后缺乳，乳房胀痛，皮色发红，局部发热，或乳房局部有肿块，按之较硬，或身热恶寒，体温升高，恶心呕吐，舌红苔薄黄，脉浮数或弦数。辨证要点为乳房胀痛，皮色发红，局部发热。

治宜清热解毒，催化乳汁，以自拟"乳炎汤"加炮山甲、王不留行、漏芦、丝瓜络治之。

肾不化气者症见产后缺乳，乳房柔软，小便频数而多，腰酸背痛，腰膝无力，四肢不温，舌淡苔白，脉沉细无力。辨证要点为乳房柔软，小便频数而多，腰膝无力。治宜温肾摄尿，催化乳汁，以缩泉丸加桑螵蛸、炮山甲、王不留行、桔梗、路路通等治之。

恶露不尽者多见产后恶露日久不断，淋沥不尽，酷似月经，乳汁稀少，乳房柔软，舌淡苔白，脉细。辨证要点为产后恶露不尽，乳房柔软，乳汁稀少。治宜化瘀止血，催化乳汁。以生化汤加三七、五灵脂炭、蒲黄炭、炮山甲、王不留行、益母草调治。

各型辨治歌诀如下：

产后缺乳常常见，气血虚弱最普遍，乳房柔软食欲差，浑身乏力四肢倦。补中益气炮山甲，王不留行桔（梗）路（路通）参。

肝郁气滞也常见，乳房发胀色不变，胸闷不舒善太息，心烦喜呕脉象弦。逍遥散内加桔梗，山甲不留皆可参。

毒热壅盛乳胀痛，局部发热皮色红，按有肿块比较硬，清热解毒刻不容。乳炎汤内加漏芦，山甲不留随后行。

肾不化气乳房软，小便频数腰背酸，腰膝无力难负重，四肢不温宜详参。缩泉丸加桑螵蛸，山甲不留桔梗添。

恶露不尽血不断，酷似月经来潮见，乳汁稀少乳房软，活血治血当为先。生化汤加益母草，三七山甲蒲黄炭。

关于本病的治疗，许多民间验方也有独特疗效，如丝瓜络红糖水、丝瓜络炖猪蹄、多喝红糖水、多喝米汤、多喝带有荤腥的汤类如鲫鱼汤等。古人有云："穿山甲、王不留，妇人服了乳常流。"穿山甲、王不留行、路路通、丝瓜络等品活血通经下乳，桔梗引诸药达于胸胁，是治疗产后缺乳不可或缺的药物，在各个证型中皆应在辨证论治的基础上酌情加入，方能起到催化乳汁之效。

附方：

（1）补中益气汤：黄芪、人参、白术、当归、升麻、柴胡、陈皮、甘草。

（2）逍遥散：白术、当归、白芍、柴胡、茯苓、生姜、薄荷、甘草。

（3）乳炎汤：蒲公英、金银花、连翘、赤芍、桔梗、白芍、柴胡、漏芦、甘草。

（4）缩泉丸：乌药、益智仁、山药。

（5）生化汤：当归、川芎、桃仁、炮姜、甘草。

五、脑梗死的证治体会

脑梗死，以前称脑血栓后遗症，俗称半身不遂。古代称之为"偏废不仁"，是脑动脉毛细血管在粥样硬化之后，血管内膜产生病变，管腔变窄变细，而且毛糙不滑利。在休息和睡眠时，血压相对偏低，血流相对缓慢，在血液黏稠度、凝固度等因素的参与下，血液凝聚成块，在变窄变细的毛细血管处形成栓塞，阻碍血流，造成脑组织局部缺血、缺氧而引起的侧肢肢体运动功能障碍，以半身不遂、语謇流涎、记忆力衰退为主症。

考数千年中华医学史，中医学并无"脑梗死""脑血栓"等病名的记载。以症测病，由于其症状酷似中医学的"偏枯""中风""喑痱""风痱"等症状，故近代中医多将其归属于"偏枯""中风""喑痱""风痱"进行讨论。

脑梗死的病因病机，总因正虚邪盛，痰瘀作祟，或正气不足，贼风内动。其辨证论治首当分清是"正虚"偏重还是"邪实"偏重，是"瘀血"为主还是"顽痰"为主，还是"贼风内动"。大抵半身不遂、言语低怯、气短乏力、情绪低落者为正虚偏重；半身不遂、声高气粗、躁动不安、情绪亢奋者为邪实偏重。舌质紫暗或暗淡、脉象涩或弦涩者为血瘀；呼吸不畅、痰声辘辘、脉显滑象者为痰盛；二者征象都不太明显者为贼风内动。

根据本病的症状特点，古代医家有"风中经络，风中脏腑"之分辨。汉代医圣张仲景在中医四大经典之一的《金匮要略》中说："邪在于络，肌肤不仁；邪在于经，即重不胜；邪入于腑，即不识人；邪入于脏，舌即难言，口吐涎。"

该病的治疗大法，应遵循"急则治标，缓则治本"的原则。该病初起，病情复杂而凶险，甚至可能有生命之虞。同时早期治疗是否得当，对后期的康复至关重要。因此，疾病早期宜根据疾病的临床证候，分清主次，分别采用以逐瘀、豁痰、息风为主，兼以扶正的治疗法则。同时必须配合西医的扩容、改善微循环、抗凝、抗纤、补充能量等疗法。病情稳定后，应以扶正为主，兼以祛邪。根据疾病的临床表现，分别采用益气化瘀、益气豁痰、培元逐瘀、培元化痰、培元固本等方法调治。恢复期除采用上述疗法外，还应配合针灸治疗。

气虚血瘀者多见半身不遂，患肢麻木，浑身乏力，口眼歪斜，语声怯弱或謇涩，精神萎靡，不善言谈，或兼见食欲不振、呕恶便溏等症，舌质淡白、暗淡或紫暗，脉细略弦或涩。辨证要点为半身不遂、患肢麻木、浑身乏力、精神不振。治宜益气活血。以补阳还五汤加水蛭、丹参、葛根、羌活等治疗。

痰阻清窍者多见突然昏倒、不省人事、痰声辘辘、醒后失语或语言謇涩不清、头晕昏蒙、记忆力丧失或减退，或命名性失语，或见半身不遂、口眼歪斜、舌质淡胖或偏红而胖、苔白腻或黄腻、脉滑或弦滑或滑数。辨证要点为半身不遂、头晕昏蒙、记忆力减退、苔腻脉滑。治宜豁痰开窍，以安宫牛黄丸加石菖蒲、南星、冰片、水蛭或石菖蒲煎汤送服安宫牛黄丸。

正虚风邪直中经络者多见突然不省人事，筋脉拘急，苏醒后半身不遂，口眼歪斜，言语困难，舌脉正常或脉细弱而缓。辨证要点为突然不省人事、筋脉拘急、半身不遂、脉弱而缓。治宜扶正息风，以小续命汤加水蛭、地龙、黄芪、羌活、葛根等治疗。

肾虚风中者多见突然失语，或突然口噤舌謇，言语困难，或半身不遂，口眼歪斜，喉中痰鸣，腰酸肢冷，舌质正常或淡，脉沉细无力或两尺空虚。辨证要点为突然口噤舌謇、言语困难、半身不遂、腰酸肢冷。治宜补肾息风，以地黄引子加川芎、水蛭、地龙、射干、羌活、葛根等治之。

元气不足者多见突然昏仆、不省人事、半身不遂或四肢瘫痪、发病年龄较轻、言语功能丧失或语言謇涩不清、口舌歪斜、吞咽困难、言语低怯、表情淡漠、舌淡苔白、脉沉细无力。辨证要点为发病年龄较轻、四肢瘫痪、表情淡漠。治宜培元固本，以河车大造丸加川芎、地龙、水蛭、黄芪、桑椹、羌活等调治。

各型辨治歌诀如下：

脑血管病很难缠，气虚血瘀最常见，半身不遂浑身乏，患肢麻木最关键。治宜补阳还五汤，水蛭丹参羌（活）葛（根）参。

痰阻清窍头昏蒙，痰声辘辘在喉中，记忆衰退语謇涩，苔腻脉滑要害穷，治宜安宫牛黄丸，菖蒲南星皆可参。

正虚邪盛风中经，筋脉拘急事不省，醒后偏瘫语不利，脉弱而缓是真情。小续命汤是主药，（水）蛭（地）龙（黄）芪羌（活）葛（根）川芎。

肾虚风中多失语，口噤舌喑偏瘫地，腰酸肢冷显真相，脉象沉细是真谛。地黄饮子并川芎，（水）蛭（地）龙羌（活）葛（根）射干宜。

元气不足最少见，昏不识人四肢瘫，发病年龄比较轻，表情淡漠宜培元。河车大造前边走，（水）蛭（地）龙（黄）芪（桑）椹川芎伴。

记得有一位贤哲曾经说过："半身无气即是半身不遂（《求人不如求己》）。"可见补气是整个治疗过程中关键之中的关键，贯穿于脑血管病的整个治疗过程之中。以上五个证型之中，气虚血瘀最为常见，占脑梗死病的80%以上，其他四型均较少见，元气不足者最为罕见，仅见于少数脑干梗死的患者之中。事实上，这几个证型在临床很难截然区分，往往是气虚者同时显现元气不足，元气不足者更兼气血虚弱；瘀血之象中多伴有痰凝之候，痰凝之候中又多兼见贼风之貌，多种征象相互纠结，相互掺杂，剪不断，理还乱。但是，不管它的临床症状多么千变万化，多么错综复杂，总不能脱离"本虚标实"这一基本病机。作为一名临床医生，不用去刻意追求其究竟确为哪一种类型，只要能记住"本虚标实"是该病的基本病机就可以了。

"本虚"为正气虚；"标实"为邪气实。所以我在临床习用"消栓振废汤"，根据其临床表现随症加减，治疗各种证型的脑梗死，疗效也比较满意。川芎上行头目，搜风活络，现代药理研究已证实该药有扩张脑动脉血管和改善微循环的作用；水蛭活血化瘀，对脑动脉有直接的扩张作用；葛根、羌活息风，现代药理研究已证实二者对脑动脉血管有明显的扩张作用；地龙有截断后再生出头而重生的特性，近年有贤哲"比类取象"，有用口服蚓激酶（主要成分是地龙提取物）取代脑干细胞移植疗法的做法。这五种药都是治疗脑梗死不可或缺的药物，所以在各种证型中皆应配伍应用。心脑血管病是基层最常见最顽固的疑难病证，治疗起来非常棘手，笔者体会：黄芪在该证中的治疗作用至关重要；桂枝温通经脉的作用在治疗时不容忽视；川芎、三棱、莪术等孟浪之品在治疗该病的方剂中不显霸道；水蛭、地龙、乌梢蛇、白花蛇等血肉有情之品对该证疗效较好；守宫、全蝎等血肉之躯对肢体功能的恢复有利；紫河车对正气的恢复大有帮助，在临床治疗时都要充分考虑。

附方：

（1）补阳还五汤：黄芪、赤芍、川芎、当归尾、地龙。

（2）安宫牛黄丸：雄黄、犀角、珍珠、冰片、麝香、牛黄、黄连、黄芩、栀子、郁金、朱砂。

（3）小续命汤：桂枝、附子、川芎、麻黄、人参、杏仁、防风、黄芩、防己、甘草。

（4）地黄饮子：熟地黄、山茱萸、金石斛、石菖蒲、麦门冬、五味子、肉苁蓉、巴戟天、远志、附子、肉桂、薄荷、生姜、大枣。

（5）河车大造丸：紫河车、牛膝、肉苁蓉、天门冬、黄柏、五味子、锁阳、当归、熟地黄、生地黄、枸杞子、杜仲。

（6）消栓振废汤：黄芪、川芎、桂枝、羌活、葛根、当归、三棱（炒）、莪术（炒）、地龙、白芍、甘草。

六、咳嗽的证治体会

咳者有声而无痰，肺气逆而不降也；嗽者有痰而无声，脾不运湿生痰也。临床上将无痰有声的咳叫"呛咳"或"干咳"；有痰有声的咳叫"咳嗽"。本为二证，然嗽必兼咳，而咳未必兼嗽，临床很难截然分开，故统称咳嗽。咳嗽的病因虽多，但其基本病机总和肺失宣肃有关。故《内经》云："咳证虽多，无非肺病。"而五脏六腑功能失调，也可影响肺的宣肃功能而引起咳嗽。古人根据咳嗽的病因和兼证不同，分为心咳、肺咳、膀胱咳……故《内经》又云："五脏六腑皆可令人咳，非独肺也。"

　　咳嗽的辨证，首当分辨外感与内伤。凡发病急骤，病程较短，白昼重于夜间，咳声粗浊急剧，伴见喉痒、发热、头痛、身热、舌苔薄白或薄黄，脉浮者多属外感咳嗽；凡反复发作，病程较长，咳嗽夜间重于白昼，咳声低怯，伴见气虚、阴虚或其他脏腑证形者多属内伤咳嗽。

　　咳嗽的治疗大法：外感咳嗽当以宣降肺气为主；内伤咳嗽当根据辨证的结果，分清虚实主次，或祛邪止咳，或扶正补虚，或攻补兼施。

　　风寒咳嗽者多见咳声响亮、咳痰稀薄色白、发热恶寒、头身疼痛、舌苔薄白、脉浮紧。治宜温肺散寒、宣肺止咳，以三拗汤加桔梗、枳壳、前胡、款冬花等品。

　　风热犯肺者多见咳声重浊、咳痰黏稠或色黄、喉燥咽痛、鼻流浊涕、头痛、发热、恶风、舌苔薄黄、脉浮数或浮滑而数。辨证要点为咳痰黄稠、发热恶风、脉浮数。治宜辛凉解表、宣肺止咳，如桑菊饮加前胡、白前、黄芩、枳壳等品。

　　若咳嗽日久，表邪未尽，且寒热之象不明显者，可用止嗽散。

　　风燥伤肺可见干咳无痰或痰少而黏，鼻唇干燥，甚则痰中带有血丝，初期可兼见头痛，发热，鼻塞，舌苔薄白或薄黄、干而少津，脉浮数或小数。辨证要点为干咳无痰，鼻唇干燥。治宜润肺清燥止咳，以清燥救肺汤加沙参、桔梗、梨皮、枳壳。凉燥还可酌加紫菀、百部、款冬花、防风等品；温燥可酌加知母、生石膏等品。

　　痰湿阻肺者多因痰而咳，痰出咳平，常反复发作，兼见胸脘痞闷、呕恶纳呆、大便溏薄等症，舌苔白腻，脉滑。辨证要点为因痰而咳，痰出咳平，苔腻脉滑。治宜化痰宣肺止咳，以二陈汤加川贝母、麻黄、桔梗、枳壳等品。若痰多有泡沫而色白者可加防风、荆芥；痰黏白如沫、怕冷者可加干姜、细辛；痰色发黄或发黑者可加黄芩、生石膏；痰色发绿者可加苍术；痰胶滞难出、久咳不愈者可加海浮石；咳而胸膈满闷者可加三子养亲汤。

　　痰热壅肺者可见咳声粗壮、咳嗽痰多、咳痰黄稠、气喘、高热、胸痛、舌红苔黄腻、脉滑数。辨证要点为咳声粗壮、咳痰黄稠、苔黄腻、脉滑数。治宜清热化痰、止咳平喘。以麻杏石甘汤加鱼腥草、瓜蒌、黄芩、川贝母、连翘、枳壳等品。在此基础上若兼见高热不退、气喘鼻扇、咳铁锈样痰者多为肺痈已成，宜用《千金》苇茎汤加鱼腥草、金银花、连翘、板蓝根、葶苈子等品。

脾肺气虚者多见咳声低怯、咳嗽痰多、五更加重、气短乏力、食少便溏、面色㿠白、舌质淡、苔薄白、脉弱。辨证要点为咳声低怯、气短乏力、苔薄白、脉弱。治宜健脾益气、养肺止咳，以参苓白术散加半夏、杏仁、麻黄、五味子、米壳等品。

肺肾阴虚者多见干咳无痰或痰少而黏、不易咳出、夜间加重、午后低热、颧红盗汗、舌质红、少苔或无苔、脉细数。辨证要点为干咳无痰或少痰、低热颧红、舌红无苔、脉细数。治宜滋阴补肾、润肺止咳，以百合固金汤去当归加阿胶、五味子、紫菀、百部等品。

肝火犯肺者常见气逆作咳、咳时面赤、咳引胁痛、胸胁胀满、常随情绪波动而咳势增减、舌红苔黄、脉弦数。辨证要点为气逆作咳、咳引胁痛、舌红苔黄、脉弦数。治宜清肝火、泄肺热，止咳嗽，以黛蛤散和泻白散加柴胡、白芍、延胡索、枳壳、桔梗、栀子等品。

各型辨证施治歌诀如下：

风寒袭肺痰稀白，发热恶寒兼鼻塞，头痛喉痒流清涕，脉象浮紧苔薄白。温肺散寒用三拗（汤），枳（壳）桔（梗）前（胡）冬（花）皆可来。

风热犯肺痰黄稠，咽痛喉燥涕如粥，头痛发热微恶风，舌苔薄黄脉浮数。辛凉宣肺桑菊饮，二前（前胡、白前）黄芩枳壳悠。

风燥伤肺痰少黏，痰带血丝鼻唇干，头痛鼻塞脉浮数，舌苔薄黄少津干。润肺清燥救肺汤，酌加沙（参）梨（皮）枳（壳）紫菀。

痰湿阻肺因痰咳，痰出咳平常发作，舌苔白腻脉象滑，胸闷便溏加呕恶。宣肺化痰二陈汤，再加（川）贝桔（梗）杏（仁）枳（壳）（麻）黄。

痰热壅肺黄痰多，胸痛气短加高热，舌苔黄腻脉滑数，甚则鼻扇痰锈色。麻杏石甘清肺热，《千金》苇茎也可酌。

脾肺气虚痰声怯，五更加重痰量多，舌淡苔白脉象弱，气短乏力便溏薄。治宜参苓白术散，麻（黄）杏（仁）半夏五味（子）参。

肺肾阴虚咳无痰，或许痰少非常黏，舌红无苔脉细数，低热颧红加盗汗。滋阴润肺固金汤，除却当归（阿）胶（五）味（子）还。

气逆作咳肝火犯，咳引胸痛胁肋满，舌红苔黄脉弦数，常随情绪咳增减。清肝泻肺咳即平，泻白散并黛蛤散。

总之，咳嗽既是一个独立的病证，又是肺系多种疾病的临床证候。外感咳嗽应以宣肺为主，忌敛肺留邪；内伤咳嗽应宣肺扶正并举，谨防宣散伤正。除直接治肺外，还应当应用治肝、治脾、治肾等整体疗法。麻黄、杏仁能宣通肺气，为止咳要药。各型咳嗽都可在辨证的基础上配合应用。但心功能不全者禁用麻黄，夏季也应尽量避免应用，即使非用不可，也要减少剂量。凡外感咳嗽皆应加入枳壳、桔梗以加强宣肺止咳之功；咳嗽日久，咳声低怯，正虚邪不盛者应酌加五味子、米壳以敛肺止咳；老年人肾气虚弱，咳而遗尿者多属膀胱咳，宜加熟地黄、山药、桑螵蛸以固肾，加羌活引药入膀胱经；凡咳而便秘，脘腹胀满，苔黄脉数者属肠热迫肺，宜加大黄、厚朴等品以通腑泄热；外感咳嗽日久不愈，寒热之象均不明显者可用止嗽散加减调治；凡咳痰量多者还应根据痰色、痰质加减用药，咳痰色白而泡沫多者宜加防风、荆芥以祛风化痰；痰色白而质黏如沫者宜加干姜、细辛以温肺化痰；痰色发黑或发黄者宜加黄芩、生石膏以清肺化痰；痰色发绿者宜加苍术以燥湿化痰；痰多且胶滞难咳出者宜加海浮石以化顽痰。凡咳嗽痰多、胸膈满闷者宜加三子养亲汤。

附方：

（1）三拗汤：麻黄、杏仁、甘草。

（2）桑菊饮：桑叶、菊花、桔梗、连翘、杏仁、薄荷、芦根、甘草。

（3）清燥救肺汤：人参、枇杷叶、石膏、阿胶、杏仁、黑芝麻、霜桑叶、甘草。

（4）二陈汤：半夏、陈皮、茯苓、甘草。

（5）麻杏石甘汤：麻黄、杏仁、石膏、甘草。

（6）《千金》苇茎汤：苇茎、生薏苡仁、桃仁、冬瓜仁。

（7）参苓白术散：人参、茯苓、白术、白扁豆、陈皮、山药、莲子肉、砂仁、薏苡仁、桔梗、甘草、大枣。

（8）百合固金汤：百合、生地黄、熟地黄、玄参、川贝母、桔梗、麦门冬、白芍、当归、甘草。

（9）泻白散：桑白皮、地骨皮、粳米、甘草。

（10）黛蛤散：青黛、蛤粉。

（11）止嗽散：白前、陈皮、桔梗、荆芥、紫菀、百部、甘草。

（12）三子养亲汤：苏子、莱菔子、白芥子。

七、哮喘的辨治体会

哮证以喉中痰鸣、呷呀（如水鸡声）有声，呼吸急促困难，甚则喘息不能平卧为特征，呈发作性；喘证以呼吸困难，甚至鼻翼扇动，张口抬肩，甚则不能平卧为特点，呈经常性。金元以前，哮证与喘证同属喘息门。自明·虞抟《医学正传》始将哮与喘分为二证，指出："哮以声响名，喘以气息言。夫喘促喉间有水鸡声者谓之哮，气促而连续不能以息者谓之喘。"但二者在临床很难截然分开，喘虽未必兼哮，而哮必兼喘。哮证日久不愈可发展成为痰喘，故临床一般将二者统归哮喘处理。

临床一般将哮分为冷哮和热哮；将喘分为实喘和虚喘。大抵咳痰清稀，痰白呈黏沫状，口淡不渴，胸膈窒闷或兼有风寒表证为冷哮；痰浊稠黄胶黏，难以咳出，面赤、自汗、烦闷、喘胀迫促或兼有风热表证为热哮；由风寒或痰浊、痰热引起的喘而兼有表证，胸中满闷，甚则咳引胸痛为实喘；由肺弱脾肾不足引起的喘促短气，咳声低怯，呼多吸少，动则喘甚，自汗畏风，神疲肢冷为虚喘。

哮喘的病因很多，凡风寒、风热、痰浊、痰热、肺弱、脾虚、肾虚等原因影响到肺脏宣肃升降，都可导致哮喘。病变部位主要涉及肺、脾、肾三脏，它的病机比较复杂，但基本病机不外肺失宣肃、肾不纳气二条。辨证时应首辨寒热虚实。一般而言，凡哮喘咳痰清稀，天寒易发，口不渴或渴喜热饮，苔白脉浮紧者为寒；凡哮喘咳痰黄稠，渴喜冷饮，舌红苔黄腻，脉浮数者为热；凡病程日久，呼吸短促难以接续，深吸气为快，气怯声低，少有痰鸣，脉象微弱者为虚；凡哮喘声高气粗，呼吸深长有余，呼出为快，痰鸣有声，脉实有力者为实。

哮喘的治疗大法应遵循"发时治标，平时治本""实则治肺，虚则治肾"冬病夏治"的原则，分别采用温宣、清肃、化痰、补肺、健脾、补肾、益气、养阴等法。根据临床辨证，分清主次，权衡标本，适当处理。

各型哮喘的辨证施治歌诀如下：

素有寒饮犯风寒，气喘痰鸣胸膈满，发热恶寒痰稀白，脉象浮紧舌质淡。散寒化饮小青龙，射干麻黄（汤）鸡声安。

痰热内蕴犯风寒，咳逆气促胸中烦，发热头痛痰黄稠，舌红苔白（脉）浮数见。宣肺平喘定喘汤，麻杏石甘（汤）疗鼻扇。

痰热阻肺胸满喘，咳嗽痰多白而黏，呕恶纳呆口不渴，苔腻脉滑大便软。化痰平喘二陈汤，三子养亲（川）贝（厚）朴参。

肺气郁痹也可喘，情志刺激即发现，呼吸急促喉如窒，气憋胸闷脉象弦。开郁降气兼平喘，五磨饮子（厚）朴枳（壳）（川）楝。

脾肺气虚呼吸短，喉中痰鸣似鼻鼾，舌淡苔白脉象弱，自汗恶风易外感。健脾益气补肺汤，（半）夏（茯）苓（白）术桔（梗）皆可参。

肾不纳气久喘息，吸气艰难呼气易，根据舌脉分阴阳，动则喘甚形神疲。肾气丸和参蛤散、七味都气治阴虚。

肺气欲竭心肾衰，喘逆唇紫脉象败，肢肿不温须端坐，鼻扇烦躁大汗来。冷汗参附黑锡丹，颧红黏汗用参麦。

注：肾阳虚者见舌淡苔白或黑润，脉微细；肾阴虚者见舌红无苔或少苔，脉细数。

总之，哮证以痰为主，因痰伏于肺，遇寒即发；喘证以肺失宣肃为主，因外感六淫，内伤七情，饮食劳倦及久病体虚而致。临床以哮鸣为主者，治疗时应在辨证论治的基础上加射干、桔梗以豁痰利咽；以喘息为主者，实证宜加麻黄、杏仁以宣肺定喘；虚证宜加五味子收敛肺气，阿胶补肺润肺。

哮喘病一旦发生，极易复发，很难根治。实喘新发应以攻邪为主，豁痰理气，哮喘控制后也应以补肾健脾养肺之品调治一段时间以防复发。

虚喘患者素体比较虚弱，机体免疫能力低下，发作时宜培补摄纳，素常应长期服用健脾、补肺、益肾之品以治其本。

凡哮喘每遇冬季加重者，应根据"冬病夏治"的原则，于三伏天根据患者的体质分别采用健脾益气、燥湿化痰、补肾纳气之品调治，冬季可减少复发。

附方：

（1）小青龙汤：麻黄、桂枝、干姜、白芍、细辛、半夏、五味子、甘草。

（2）射干麻黄汤：射干、麻黄、细辛、紫菀、款冬花、五味子、半夏、生姜、大枣。

（3）定喘汤：麻黄、白果、款冬花、半夏、桑白皮、杏仁、苏子、黄芩、甘草。

（4）麻杏石甘汤：麻黄、杏仁、生石膏、甘草。

（5）二陈汤：半夏、陈皮、茯苓、甘草。

（6）三子养亲汤：苏子、白芥子、莱菔子。

（7）五磨饮子：沉香、木香、槟榔、乌药、枳实。

（8）补肺汤：党参、黄芪、熟地黄、五味子、桑白皮、紫菀。

（9）《金匮》肾气丸：熟地黄、山药、山茱萸、牡丹皮、茯苓、泽泻、黑附子、肉桂。

（10）参蛤散：人参、蛤蚧、桑白皮、知母。

（11）黑锡丹：黑锡、硫黄、胡芦巴、破故纸、小茴香、木香、沉香、附子、肉桂、金铃子、肉豆蔻。

八、腹痛的辨证论治

腹痛一症，临床极为常见，牵涉范围很广。凡外感六淫、内伤七情、饮食不节、虫积瘀血皆可致痛。

腹痛的辨证论治，应根据引起腹痛的原因、疼痛的部位、疼痛的性质、时间的长短、疼痛时的喜恶全面考虑。

一般而言，凡腹痛拒按多属实证，腹痛喜按多属虚证；有形而痛多属实，无形而痛多属虚；腹痛喜凉属热，腹痛喜暖属寒；腹部胀痛，痛无定处多属气滞，腹部刺痛，固定不移多属血瘀；痛而嗳腐吞酸、嘈杂不适多为饮食不节；痛而恶心呕吐，便溏瞳缩者多为饮食不洁；腹痛初起，有外感兼证可察多为外感，腹痛日久，无外感征象者多为内伤；疼痛日久，无其他征象可辨者多为血瘀；小儿腹痛，按之凹凸不平多为虫积。

从部位而言，大抵少腹两胁属厥阴经，小腹脐周属少阴经，中脘属太阴经；脐以上痛者，多属胃肠病；脐以下痛者，多属肠疾或肝病；脐周痛者，多属虫积；右下腹痛者，多属肠痈。其治疗大法，应遵循"虚则补之，实则泻之，寒者热之，热者寒之"之旨，根据临床症状，分别采用疏风散寒、芳香化浊、甘温益气、清热攻下、和中消食、驱虫消积等法治之。

1. 外邪侵袭者可能是现在所谓的胃肠型感冒。症见发热恶寒或恶风，腹中疼痛，恶心呕吐，口淡不渴或渴不欲饮，胸闷纳呆，或大便溏薄，或里急后重，赤白下痢，或黄疸，苔薄白或薄黄，脉象浮紧或浮数。辨证要点为发热恶寒或恶风，腹中疼痛，苔薄脉浮。治宜解表祛邪，缓急止痛。偏于风寒者可用藿香正气散；偏于风热者可用葛根芩连汤。二者都应加入白芍、延胡索、半夏、防风、生姜、大枣和中化湿祛风之品。

2. 饮食不洁者可能是现在的食物中毒。症情凶险者宜结合西医进行急救。症见恶心呕吐，腹中疼痛，瞳仁变小，甚则表情淡漠，反应迟钝，昏不识人，呼吸急促，口唇青紫，脉象结代或微细欲绝。辨证要点为恶心呕吐，腹中疼痛，瞳仁变小。治宜芳香化浊，和中催吐，急用瓜蒂散催吐，后用藿香正气散或玉枢丹治之。

3. 脾胃虚寒者可能是西医学所称的十二指肠溃疡、慢性胃炎一类的疾病。症见腹痛绵绵，时作时止，喜温喜按，饥饿或劳累时更甚，或气短神疲，恶心呕吐，大便溏薄。舌淡苔白，脉象沉细。辨证要点为腹痛绵绵，喜温喜按，饥饿或劳累后加重。治宜温中散寒，甘温益气，以小建中汤或附子理中汤治之。

4. 气滞血瘀者可能是西医学所指的慢性胃炎、胃肠道神经症、疝气一类的疾病。症见脘腹胀痛，经久不愈，拒揉拒按，若血瘀偏重可见痛有定处，固定不移；气滞偏重可见攻窜不定，连及胸胁或少腹，常因情绪改变或夜间疼痛加重，舌质正常或紫暗，脉象弦涩。辨证要点为脘腹胀痛，经久不愈，拒揉拒按。治宜疏肝理气，活血化瘀。气滞偏重以四逆散为主方；血瘀偏重以膈下逐瘀汤为主方治之。

5. 食滞胃脘者可能是指西医学所谓的急慢性胃炎、胃溃疡或消化不良一类的疾病。症见脘腹胀满，疼痛拒按，食后更甚，恶心呕吐，嗳腐吞酸，嘈杂不适，便秘或腹泻，舌质正常，苔腻脉滑。辨证要点为脘腹胀痛，食后更甚，嗳腐吞酸。治宜消食化滞，和中止痛，以保和丸为主方治之。

6. 虫积作痛者可能是指西医学所谓的胆道蛔虫、肠蛔虫、蛔虫梗阻一类的疾病。症见脘腹疼痛，时作时止，按之有块，面有白色虫斑，唇内有小点如粟米状点，或巩膜上有灰色虫斑，面黄肌瘦，或突然腹部剧痛，恶心呕吐；或突然胸胁剧痛，有向上钻顶的感觉，甚或汗出肢冷面厥，脉象弦紧。辨证要点为脘腹疼痛，按之有块，面有虫斑。治宜驱虫安蛔，消积止痛，以使君子散为主方治之。

7. 热结腹痛者可能是指西医学所谓的急性阑尾炎、肠梗阻、肠套叠、肠扭转之类的疾病。症见腹痛剧烈，腹壁拘急，喜冷拒按，或右下腹有压痛点；或大便不通，无矢气；或腹部可触及包块，舌苔黄腻，脉象洪大或弦数。辨证要点为腹痛剧烈，腹壁拘急，喜冷拒按。治宜泄热攻下，通腑止痛。临床宜根据腹痛的部位和性质，兼证的具体情况，酌选大黄牡丹汤、三承气汤治之。

8. 寒结腹痛者可能是指西医学所谓的慢性阑尾炎、肠梗阻、肠套叠、肠扭转以及因过食生冷所引起的胃扩张之类的病变。症见脘腹胀痛剧烈，腹壁拘急，喜温拒按，恶心呕吐，腹部坚硬，或兼见大便不通，无矢气；或右下腹有压痛点；或按之有时可触及包块，舌苔白腻，脉象沉迟。辨证要点为脘腹胀痛剧烈，腹壁拘急，喜温拒按。治宜温里攻下，通腑止痛，以温脾汤为主方加减治之。

各证型辨证论治歌诀如下：

胃肠感冒常常见，腹痛呕吐恶风寒，胸闷厌食常常有，根据脉证分热寒。风热葛根芩连汤，风寒藿香正气散。

饮食不洁易中毒，症情凶险中西参，恶心呕吐腹中痛，瞳仁变小表情淡。急以瓜蒂散催吐，藿香正气玉枢丹。

脾胃虚寒痛绵绵，十二指肠与胃炎，痛欲热饮喜揉按，饥饿劳累势更惨。小建中汤理中去，根据兼证作推参。

气滞血瘀最难缠，神经官能与气疝，揉按皆拒治疗难，常随情绪劳逸变，气滞为主四逆散，血瘀膈下逐瘀参。

食滞胃脘不少见，消化不良溃疡攒，嘈杂不适痛拒按，食后更甚嗳吞酸。消食导滞法最好，临床宜用保和丸。

虫积作痛有虫斑，腹中包块痛或缓，胆道蛔虫痛势烈，梗阻之后也凶险。驱虫消积最有效，使君子散方中参。

热结腹痛最惨烈，腹壁拘急大便结，疼痛拒按有包块，得凉稍舒是关键。通腑泄热最妥当，大黄牡丹承气三。

寒结腹痛也不轻，胃内扩张急腹症，胀痛剧烈拒揉按，得温则舒是关键。荡寒通腑最适应，温脾汤用温药攻。

腹痛一证，虚实皆见，寒热错杂，所涉及的病变范围较广。临床上可互为因果，相互转化，互相兼夹，如寒郁可以化热，热证可以兼夹寒证，治疗非常棘手。在辨证施治时，必须抓主要矛盾。其治疗虽以"通"字立法，但此"通"并非单指通利攻下，而应以"虚者补之、实者泻之、寒者热之、热者寒之"为原则。

临床常见久治不愈者，经云"久痛入络"，络主血。白芍、延胡索理气和血，善于止痛。临床不论是哪个证型的腹痛，皆可酌情应用。若脐中痛不可忍，喜按喜温者，为肾气虚寒，宜用附子、干姜、甘草、葱白等以温肾通阳。若少腹拘急冷痛，苔白脉沉紧，为下焦受寒，厥阴之气失于疏泄，宜用肉桂、小茴香、乌药、沉香等温肝散寒。若腹中切痛，胸腹逆满而呕吐，为寒邪上逆。宜用附子、竹茹、甘草、大枣、粳米等以温中和降。

附方：

（1）藿香正气散：藿香、大腹皮、紫苏、白芷、厚朴、茯苓、白术、陈皮、半夏曲、桔梗、甘草。

（2）葛根芩连汤：葛根、黄芩、黄连、炙甘草。

（3）瓜蒂散：甜瓜蒂、赤小豆、香豆豉。

（4）玉枢丹：山慈菇、续随子、大戟、麝香、腰黄、朱砂、五倍子。

（5）小建中汤：白芍、桂枝、甘草、生姜、大枣、饴糖。

（6）附子理中汤：附子、白术、甘草、人参、干姜。

（7）四逆散：柴胡、白芍、枳实、甘草。

（8）膈下逐瘀汤：桃仁、牡丹皮、赤芍、乌药、延胡索、川芎、当归、五灵脂、红花、枳壳、香附、甘草。

（9）使君子散：使君子、甘草（猪胆汁浸）、芜荑、苦楝子。

（10）大黄牡丹汤：大黄、芒硝、桃仁、冬瓜子。

（11）大承气汤：大黄、芒硝、枳实、厚朴。

（12）小承气汤：大黄、枳实、厚朴。

（13）调胃承气汤：大黄、芒硝、甘草。

（14）温脾汤：附子、人参、大黄、干姜、甘草。

九、腹泻的辨治体会

腹泻，又称"泄泻"，指排便次数增多、粪便稀薄，甚至泻下如水的一种病变。古有"濡泄""洞泄""注泄"等区分，《难经·五十七难》分为胃泄、脾泄、小肠泄、大肠泄、大瘕泄。汉唐时代称"下利"。宋代以后则统称"泄泻"。金元时期，朱震亨《平治荟萃》又分为飧泄、溏泄、鹜泄、濡泄、滑泄。但以后还是统称为泄泻。

腹泻的成因，外因方面，与湿的关系最为密切，多因湿邪侵入脾胃所致，所谓"无湿不成泄""湿盛则濡泄""是泄虽有风寒热虚之不同，未有不源于湿者"；内因多因脾胃虚弱，运化无权，清浊不分，所谓"泄泻之本，无不由脾胃"；还有因饮食不节、饮食不洁、脾肾阳虚、情志失调者，即所谓"饮食不节，起居不时，以致脾胃受伤，则水反为湿，谷反为滞，精华之气不能输化，致合污下降而泄利作矣"。"肾为胃之关，开窍于二阴，所以二便之开合，皆肾脏所主之，今肾中阳气不足，则命门火衰，而阴寒极盛之时，则令人洞泄不止也"。所以腹泻的治疗，当以健脾祛湿为首务。临床应根据实际情况，参以解表散寒、清热利湿、消食导滞、温补脾肾、疏肝健脾等方法。

寒湿困脾者症见大便溏薄，甚或如水，腹痛肠鸣，或兼见发热恶寒，恶心呕吐，鼻塞头痛，浑身酸痛，舌苔白腻，脉濡或滑。辨证要点为便溏如水，腹痛肠鸣，发热恶寒。治疗宜解表散寒，芳香化浊，以藿香正气散为主方。

湿热下注者症见泄下急迫、肛门灼热、大便色黄而恶臭，腹痛即泻，泻后痛势稍缓，稍缓如故，心烦口渴，小便短赤，舌苔黄腻，脉濡而数。辨证要点为泄下急迫，肛门灼热，大便色黄而恶臭。治宜清热利湿止泻，以葛根芩连汤加味调治。

脾胃虚弱者症见大便稀薄，泻势不甚但反复发作，时轻时重，完谷不化，进食油腻后更甚，食欲不振，面色萎黄，体倦乏力，精神倦怠，舌质淡苔薄白，脉象细弱或沉细无力，或濡。辨证要点为泄泻不甚但反复发作、完谷不化、进食油腻更甚。治宜健脾化湿止泻，以参苓白术散为主方。

伤食作泄者症见大便泄泻，泻下物臭如败卵，脘腹胀满，泻下后稍舒，嗳腐吞酸，胃脘嘈杂不适，食欲不振，厌恶食物，或兼见恶心呕吐，吐物酸腐，舌苔垢腻，脉象滑利。辨证要点为泻下物臭如败卵，胃脘部嘈杂胀满难受，嗳腐吞酸。治宜消食导滞，以保和丸为主方调治。

脾肾阳虚者症见黎明时分，脐周作痛，肠鸣即泻，来势急迫，泻后痛减，素常腹部畏寒喜暖，形寒肢冷，或见腰部酸软、双膝无力、食少神疲等症，舌质淡，苔薄白，脉象沉细无力。辨证要点为黎明时分脐周作痛，肠鸣即泻，泻势急迫。治宜温补脾肾，涩肠止泻，以四神丸为主方。

肝气乘脾者症见每当遇到精神刺激，或情绪紧张之时，即腹痛腹泻，泻后痛止，素常胸胁不舒，胃脘痞闷，嗳气心烦，性格孤僻，食欲不振，恶心呕吐，舌质红，苔薄白，脉弦。辨证要点为每当遇到精神刺激或情绪紧张之时，即腹痛腹泻，泻后痛减。治宜疏肝健脾，以痛泻要方为主方调治。

各型辨证论治歌诀如下：

寒湿困脾肠痛鸣，大便溏薄如水行，或兼发热身酸痛，苔腻脉濡是真情。解表散寒正气散，芳香化浊理也同。

湿热下注肛门热，泻下恶臭并急迫，大便色黄小便赤，心烦口渴脉濡数。清热利湿是根本，葛根芩连莫错过。

脾胃虚弱最难缠，时泻时止没有完，稍进油腻泻更甚，食欲不振精神倦。健脾化湿情最真，参苓白术赶快参。

伤食作泻脘腹满，嗳腐吞酸臭如卵，食欲不振脉象滑，嘈杂泛呕真难堪。消食导滞情理中，保和丸用如囊探。

脾肾阳虚黎明泻，脐周一痛赶快做，形寒肢冷腹部寒，苔白脉细不容错。温补脾肾涩肠道，四神丸子最中切。

肝气乘脾情绪管，精神紧张就泛滥，腹痛腹泻一同闹，泻后痛减脉象弦。疏肝健脾是良法，痛泻要方最关键。

以上各型泄泻，有时一型独出，有时掺杂兼现，又可互相转化，非常复杂。治疗时宜根据临床实际，或一法单用，或多法合用。一般来说，外邪或饮食所伤多属实证；泄泻日久不愈，或反复发作，耗伤正气多属虚证。实证以祛邪为主，不宜过早固涩，以免固闭邪气；虚证以温补为主，久泻不止宜固涩，恐伤阴津和正气。治疗泄泻应以健脾祛湿为要。白术、茯苓健脾祛湿，猪苓、滑石淡渗利湿，各型泄泻都应根据实际情况配合应用。实泻早期，一般应配入少量大黄荡涤肠胃，健脾祛湿，推陈出新；泄泻日久，久病入络，脾胃虚弱，胃肠积滞，宜加三棱、莪术化瘀破积；虚泻日久，滑脱不禁，应加米壳、诃子、肉豆蔻以涩肠止泻。

附方：

（1）藿香正气散：藿香、紫苏、大腹皮、桔梗、陈皮、茯苓、甘草、白芷、白术、厚朴、半夏曲。

（2）葛根芩连汤：葛根、黄芩、黄连、炙甘草。

（3）参苓白术散：人参、茯苓、白术、白扁豆、陈皮、山药、莲子肉、砂仁、薏苡仁、桔梗、甘草、大枣、生姜。

（4）保和丸：神曲、山楂、陈皮、半夏、连翘、莱菔子。

（5）四神丸：补骨脂、肉豆蔻、吴茱萸、五味子、生姜、大枣。

（6）痛泻要方：白术、陈皮、白芍、防风。

十、呕吐的辨治体会

呕吐，是临床最常见的症状之一，是因邪气在胃、胃失和降、气逆于上所引起的一种病证，常伴发于多种疾病的病程中，古人认为：呕以声音言，吐以物质言。有声无物谓之呕；无声有物谓之吐。实际上二者在临床很难截然区分，一般统称为"呕吐"。

呕吐的辨证，应首先确定是以呕吐为主要临床症状者。至于饮食不洁，或食用腐败有毒食物引起的呕吐，属机体自身产生的保护性反应，切忌治呕。大抵呕吐清水，喜热恶冷的多属寒证；食入即吐，吐物酸苦，喜冷恶热者多属热证；呕吐酸腐，嗳气吞酸，吐后稍舒者多属食滞；呕吐黏痰或清涎，伴见头晕胸满者多为痰浊；呕吐日久，胸膈满闷，舌紫脉涩者多为瘀阻。

风邪犯胃者多见突然呕吐频作，发热恶风，或寒热阵作，胸脘满闷，鼻塞流涕，头痛身痛，腹痛腹泻，舌质淡红，苔薄白或薄黄，脉象浮数或浮缓等症。辨证要点为：发热恶风，胸闷鼻塞，苔薄脉浮。治宜发散风邪，调理气机，以藿香正气散为主方。

寒邪直中者多见呕吐清水，口中多涎，腹部疼痛，喜热恶冷，小便清利，舌苔白腻，脉象沉迟。辨证要点为：呕吐清水，喜热恶冷，苔白脉迟。治宜温中散寒，降逆止呕，以附子理中汤加竹茹、良姜、灶心土等治之。

胃内积热者多见食入即吐，吐物酸苦，口有臭气，或腹部疼痛，喜凉恶热，舌苔黄腻，脉象沉数。辨证要点为：食入即吐，口有臭气，苔黄脉数。治宜清胃泄热，降逆止呕，以大黄甘草汤加半夏、竹茹、黄连等治之。

食滞胃脘者多见呕吐酸腐宿食，嗳腐吞酸，胃脘胀闷，嘈杂难受，吐后稍舒，舌苔厚腻，脉象多滑。辨证要点为：呕吐酸腐宿食，胃脘胀闷，吐后稍舒。治宜消食导滞，降逆止呕，以保和丸加竹茹、焦麦芽等治之。

痰浊内阻者多见呕吐黏痰或清涎，头晕头闷，胸脘满闷，肢酸心悸，食欲不振，舌苔滑腻，脉象弦滑。辨证要点为：呕吐痰涎，头晕胸闷，苔腻脉滑。治宜燥湿化痰，调理气机，以二陈汤为主方。

胃内瘀阻者多见呕吐日久不愈，胸膈不舒，胃脘胀闷，或食已即吐，舌质紫暗或暗淡，脉涩或弦涩。辨证要点为：呕吐日久不愈，胃脘胀闷，舌紫脉涩。治宜活血化瘀，理气止呕，以膈下逐瘀汤为主方。

各型辨治歌诀如下：

外邪犯胃呕吐多，鼻塞头痛兼腹泻，发散外邪理气机，藿香正气宜斟酌。

寒邪直中吐物清，口中多涎胃怕冷，附子理中快快用，不用半夏竹茹清。

胃中积热食即吐，口中发臭吐酸苦，大黄甘草加黄连，半夏竹茹随便点。

食滞胃脘吐宿食，胃胀酸腐吐舒适，保和丸内竹茹进，消导之品可多吃。

痰浊内阻呕吐痰，胸闷苔腻是关键，二陈汤是去痰方，竹茹苍术也可尝。

胃内瘀阻不舒服，日久不愈是基础，或见舌紫脉象涩，膈下逐瘀莫错过。

《景岳全书》有云："呕吐一证，最应详辨虚实。实者有邪，祛其邪则愈。虚者无邪，则全由胃气之虚也。"可见呕吐也和其他病证一样，应当首辨虚实。实者多为外邪、饮食所伤，发病较急，病程较短，治疗时应以祛邪为主，邪祛则呕吐自止；虚者多为脾胃运化功能减弱，发病缓慢，病程较长，治疗当以扶正为主，正复则呕吐自愈。呕吐日久，气机不利，血运不畅，多造成瘀血阻络，应用膈下逐瘀汤或加莪术、赤芍等活血止呕。半夏、竹茹为降逆止呕的良药，临床不管何种类型的呕吐，只要不违背配伍原则，皆可选用。

附方：

（1）藿香正气散：藿香、紫苏、大腹皮、桔梗、陈皮、茯苓、甘草、白术、半夏曲、厚朴。

（2）附子理中汤：附子、白术、人参、干姜。

（3）大黄甘草汤：大黄、甘草。

（4）保和丸：神曲、山楂、陈皮、半夏、连翘、莱菔子。

（5）二陈汤：半夏、陈皮、茯苓、甘草。

（6）膈下逐瘀汤：桃仁、牡丹皮、赤芍、乌药、延胡索、当归、川芎、五灵脂、红花、枳壳、香附、甘草。

第四章 针刺心得

一、针刺申脉穴治疗肩关节周围炎

肩关节周围炎是目前临床常见的多发病，以肩关节及其周围的软组织疼痛、活动受限为特征。由于其多在 50 岁左右及 50 岁以后发病，故又称"五十肩""肩凝证"和"漏肩风"，缠绵难愈，治疗相当棘手。

笔者在石家庄市人民医院进修期间，见恩师郑永进先生用一种特殊的取穴方法针刺治疗肩关节周围炎，他给每个患者都是循患侧阳跷脉取穴，得气后让其旋转患侧肩关节，他给患者提插捻转针柄，持续 10 分钟后休息 10 分钟，然后再进行下一个轮回的操作。疗效独特，很多患者慕名求针。他因此在《新中医》杂志发表了"针刺阳跷脉治疗肩关节周围炎的初步探讨"的学术论文。详细阐述了针刺阳跷脉治疗肩关节周围炎的机制和具体方法。

我受其启发，回家后用同样的手法针刺申脉穴治疗此症，疗效确切，兹简介于下。

取穴：申脉（患侧）。

方法：用 1 寸毫针进针，得气后让患者旋转患侧肩关节，医者用平补平泻的手法反复捻转针体，操作 10 分钟后休息 10 分钟，然后进行下一轮的操作。如此反复进行 3 次。

机制：我们知道，申脉是足太阳膀胱经和阳跷脉的交会穴，针刺申脉穴就有可能治疗阳跷脉循行部位的疾病。而阳跷脉起自足跟外侧，经外踝上行胫骨后缘，沿股部外侧和胁后上肩。同时"申"同"伸"，申脉穴主治筋脉拘急，使血脉通畅，筋脉得伸。在中医《针灸学》教科书中，虽未言明申脉穴可治疗肩关节周围炎，但从阳跷脉的循行路线和申脉穴穴名的含义可知，申脉穴有使肩部血脉畅通、筋脉得伸的作用。

验案撮要：

案1：仇某，男，62岁，退休干部。1988年6月13日初诊。

患者右肩部疼痛已有十余日，抬肩、旋转疼痛更甚，右手自觉发凉，余无不适，舌苔、脉象无特异表现。我以布洛芬、吲哚美辛、参桂再造丸等药物治疗5日未见成效，又取肩髃、肩井、条口配承山等穴位针刺2次，疗效甚微，遂加用申脉穴，针刺手法同上，针刺1次后疼痛减轻。继续针刺4次，肩痛消除，右手复温。

案2：孙某，男，48岁，农民。

患者于1996年冬季患肩关节周围炎，左肩疼痛难于屈伸，影响劳动。曾多方求治无效。于1997年8月25日求余治疗。患者左肩关节周围疼痛，活动受限，局部压痛，余无不适，苔白脉紧。我取申脉穴针刺治疗，手法同上。治疗2次，疼痛明显减轻，再针3次，疼痛消失。随访至今未发。

按：肩关节周围炎是一种非常难治的顽固性疾病。案1患者年老体弱，正气不足，邪滞经络，我以祛风活络止痛之法调治，效果不太明显，加刺申脉穴，循阳跷脉直达肩关节周围，使局部血脉得疏，经脉得伸，故肩关节周围的筋脉拘急得除。案2患者即用申脉穴循经直达病所，活血通脉，故能应手而效。

二、针刺公孙穴治疗面瘫

面瘫，又称颜面神经麻痹。是周围神经发炎或中风而引起的口眼歪斜，它与中枢神经发炎所引起的面瘫的最大区别是口眼歪斜，目不能闭，说话不受或略受影响，但言语绝对不会謇涩。若口眼歪斜不甚，不影响说话、喝水，不用治疗，可自行康复。若口眼歪斜明显，影响说话、喝水，宜及早治疗，防止终生不愈。

公孙穴是足太阴脾经的穴位，有理脾和胃、调整肠道的功能，临床多用于治疗消化系统的疾病。笔者从多年的临床实践中体会到：该穴治疗面瘫还有特殊的疗效。应用得当，可能有针到病除之效。

考该穴为足太阴脾经之络穴，从此通向足阳明胃经，阳明主面；同时该穴为八脉交会穴之一，通于冲脉，《灵枢·五音五味》篇说："冲脉、任脉，皆起于胞中，上循脊里，为络脉之海，其浮而外者，循腹上行，会于咽喉，别面络唇口。"这就是说：冲脉起于小腹内，下出于会阴部，向上行于脊柱之内，其外行者沿腹部两侧，上达咽喉，环绕口唇。这两条经脉都与颜面神经有直接关系，所以以之治疗颜面神经的疾患，从道理上是讲得通的。

曾治张某，男，65岁，农民。1983年5月12日就诊。

患者于昨日晨起后发觉口唇向左边严重歪斜，说话跑风，喝水漏水。老人家一辈子身体健康，基本上没有打过针，吃过药，特来向我打探治病的偏方。我说："您的病这么严重，只用偏方恐怕解决不了问题，我为您扎扎针吧？"他说："你千万别，我一辈子没有扎过针，看见针就吓得哆嗦！"经反复做工作，他勉强同意我扎一针试试。我就在他的健侧公孙穴扎了一针，得气后让其反复做张口闭眼动作，我用平补平泻的手法反复捻转针柄，持续5分钟后休息5分钟，连续3次，完事后让其回家用热毛巾热敷右脸。第二天他高兴地找到我说："嘴不歪了，说话喝水也得劲了！"我一看他的口眼基本上不歪斜了，就为他再做了1次针灸，老人家一直没有复发。

又治季某，男，58岁，农民。2008年6月19日就诊。

患者于2个月前患面神经麻痹，在当地多次找医生扎针吃药无济于事，经人介绍求我针灸治疗。现症：口眼向右侧明显歪斜，左眼不能闭合，自述喝水时左侧口角漏水，心情郁闷，食欲不振，舌淡苔白，脉象微弱。我想他的病日子这么久了，又找人扎了很多次了，用常规扎法肯定无效，决定扎公孙穴一试，同时公孙穴又有健脾理气的作用，针刺后还可以增进食欲。就取右侧公孙穴，进针得气后让其反复做张口闭眼动作，我用补益的方法反复捻转针柄，持续5分钟后休息5分钟，连续3次为一个回合，第二天再进行下1次治疗。针刺3次后，口眼歪斜明显减轻，食欲增强，心情好转，再连续针刺3次，诸症悉平，随访至今，未见复发。

三、针刺疗法治纳呆

纳呆，指食欲不振，甚或厌恶食物。既可作为一个单独病证出现，又常伴见于其他疾病的发病过程之中，是西医学所说的胃肠道功能紊乱、消化不良一类的疾病，多伴脘腹胀满、嘈杂不适、嗳腐吞酸、恶心呕吐等症，治疗非常棘手。我在临床习用针刺疗法治疗此症，疗效满意。

处方：主穴：中脘。配穴：足三里。

治疗方法：患者取仰卧位，先用 2 寸毫针刺入足三里穴（双侧），得气后用烧山火或补益手法操作 1 ~ 2 分钟后留针；再用 2.5 寸毫针刺入中脘穴 2 寸，用透天凉或泻的手法操作三五次后将毫针拔至皮下，然后与皮肤呈35°角分别朝上下左右四个方向刺入约 2 寸，用透天凉或泻的手法各操作2 ~ 3 次后再将毫针拔至皮下，直刺 2 寸，用透天凉或泻的手法操作二三次后拔至皮下，再用平补平泻的手法持续操作一二分钟将针起出。

乔某，女，35 岁，农民。

患者食欲不振，胃脘嘈杂难受五六天，而于 1985 年 5 月 21 日求余诊治。患者食欲不振，胃脘部嘈杂难忍，时有恶心，舌淡苔白，脉象弱而略滑。我用上述针法为其针刺 1 次后，患者随即感到胃肠蠕动，有食欲，马上从小卖部买了两根火腿肠、1 个面包充饥，我见状马上制止，并嘱其注意少量、多餐。

又治王某，男，32 岁，农民，患食欲不振 3 天而于 1986 年 8 月 3 日来我处就诊。

现症：食欲不振，胃脘部满闷，按之不痛，口中和，二便自调，舌淡苔白，脉象细弱。我用上述针法针刺两次，患者食欲增强，胃脘舒适，再针两次痊愈。

古人常说："脾常不足，胃常有余。"并言"六腑以通为贵，胃肠以降为顺"。食欲不振，往往与脾气虚弱、胃肠积滞有关。我用此法治疗食欲不振的机制，在于取八会之一的"中脘"调理中焦，清热化滞，用透天凉或泻的手法增强其清热导滞之功；足三里调理脾胃，培补元气，用烧山火或补益的手法增强其健脾益气之效。二者一补一通，一泻一和，使脾胃调畅而纳呆消除。

四、针刺治疗小儿惊吓综合征

小儿惊吓综合征以小儿表情淡漠、嗜睡易惊、食欲不振、大便溏薄、恶心呕吐、体温较低为特征，是小儿受到惊吓以后所反映出的一系列生理病理综合征。随着人类生存条件的不断改善，这种病在大中城市已不多见。但在广大的农村，由于托幼机构尚不健全，这种病还屡见不鲜。因此，积极探索对这种病简单而有效的治疗方法，对于保障婴幼儿的健康成长具有无比重要的临床意义。近年来，笔者不断探索针刺治疗该病的方法，力求简便有效。

处方：主穴：内关（双）、足三里（双）。配穴：四缝（双）。

治法：用1寸毫针刺入内关、足三里5～8分，以平补平泻的手法快速捻转约1分钟起出，不留针。四缝穴点刺放出少许组织液。

小儿的神经系统尚不健全，神明蒙昧，受到惊吓后功能紊乱，生理系统会有许多异常表现，并由此引发一些病态，主要表现在神经系统和消化系统方面。中医认为：心主神明，脾主运化，也就是其责在心脾二脏。本方以内关宁心清热，足三里健脾培元，共为主穴；四缝穴消积化痰，一助内关清热化痰宁心志，一助足三里健脾消积理肠胃，则小儿受惊后所引起的心脾的各种病理变化可以休矣！

曾治张某，男，4岁，学龄前儿童。

自幼聪明顽皮，惹人爱怜，人见人逗。有一次去邻居家玩耍，恰逢人家劁猪，当劁猪师傅将手术刀拿出后，有人吓唬他说这是劁他呀，他吓得"哇"的一声跑回家中，一连两天不吃不喝，昏昏欲睡，对任何玩具、食物都不感兴趣。于1982年4月18日求我治疗。我用上述治疗方法对其针刺1次后，第二天早起孩子就有吃糖果、吃饼干的欲望。再针1次，诸症悉平。

又治尤某，女，2岁，学龄前儿童。

1天前不慎从炕上摔下后，一直昏昏欲睡，恶心呕吐，不吃不喝，家属怀疑摔坏了脑子，于1985年8月13日抱于我处。我细查患儿瞳孔等大正圆，囟门正常，怀疑其系惊吓所致。用上述方法针刺1次，孩子即睁眼玩耍。又针1次，呕恶即止，恢复吃奶。

五、针刺治疗小儿腹泻

小儿腹泻是临床常见症，尤其是小儿秋季腹泻，缠绵难愈。近年来，我在用打针吃药的方法治疗该证无效时，习用针刺疗法治疗该证，疗效比较满意。兹简介于下。

处方：主穴：长强。配穴：下脘、天枢（双）、水分。加减：泄泻日久加足三里（双）、呕吐加上巨虚（双）。

治疗方法：用1寸毫针直刺长强0.5～0.8分后用平补平泻的手法反复提插捻转1～2分钟将针拔出；然后用1寸毫针分别直刺下脘、天枢（双）、水分，用平补平泻的手法反复提插捻转各10～15次拔出，不留针。

小儿泄泻，原因比较简单，不外饮食不节和寒温不适，感受寒邪，损伤脾胃，致使肠道清浊不分，湿食杂下。本方取长强直接刺激肛门括约肌，可延长排便时间，增强大肠吸收水分的机会；配下脘和中理气，消积化滞；水分分利水湿；再配大肠之"募"天枢，直入肠道，调肠腑，理气滞，使湿食分消，清浊自明，泄泻自止。若泄泻日久，损伤脾胃，可配足三里健脾和胃，培补元气；呕吐可配上巨虚调和肠胃，梳理气机，则呕吐自止。

曾治刘某，女，7岁，学生。

患泄泻十余日，每日泻下5～10次不等，曾打针输液七八天，疗效甚微而于1994年10月22日求余治疗。诊见患儿脘腹疼痛，恶心呕吐，泻下物完谷不化，食欲不振，苔白脉濡缓。

此为寒湿犯胃，引发泄泻，泄泻日久，损及脾胃。

取长强、下脘、水分、天枢（双）、足三里（双）、上巨虚（双）循上法针刺1次，吐泻减轻，再针2次，吐泻消除，食欲正常。

又治崔某，男，2岁，散居儿童。1988年5月11日就诊。

患泄泻1天，哭闹不欢，吃奶减少，泻下物比正常腐臭，左侧指纹紫滞。

此乃食奶过度、损伤肠胃、清浊不分之故。

取长强、下脘、水分、天枢（双）针刺1次，第二天又针1次，泄泻即止，精神正常。

六、针刺治疗小儿腹胀

小儿腹胀是临床常见症。小儿脏腑娇嫩，若养护不当，寒温失节，致伤脾胃；或小儿啼哭过度，腹内充气过盛都可引起气机紊乱而致腹胀。我在临床习用针刺疗法治疗此症，疗效比较满意。

处方：主穴：中脘。配穴：上脘、下脘、天枢（双）、足三里（双）。

治疗方法：用1寸毫针快速直刺入皮下约5分，各穴均用平补平泻的手法快速捻转10～20次将针拔出，不留针。

腹胀，是胃肠过度充气的外在表现。本方用八会之一的"腑会"、足阳明胃经的"募穴"中脘直入胃肠，调理中焦，理气消积，为君。配大肠之"募"天枢，直入肠道，荡气消胀，为臣；配上脘、下脘理气降逆、消积除胀；足三里健脾和胃理气，防止荡气伤正，共为佐使。诸穴相和，使恶气得出，正气得伸。

曾治耿某，男，6个月，婴儿。1985年3月8日就诊。

患儿腹部胀满，青筋暴露，哭闹不休，扣之小肚如鼓，指纹淡红。我用上述方法针刺1次，腹胀明显减轻，哭闹停止，再针1次，腹胀消失。

又治栗某，男，1岁，儿童。初诊日期：1984年12月3日。

患儿腹部胀满已有半月，腹胀如鼓，时有呕吐，吃奶减少，大便溏薄，指纹紫滞。

此乃饮食不节，损伤脾胃，以致清浊不分、气机不利之故。以上述针刺方法治疗1次，腹胀即减，连针4次，诸症皆除。

七、针刺治疗小儿肠痉挛

小儿肠痉挛，俗称"下寒甸子"，以小儿突然剧烈哭闹不止、下肢挛缩、男性儿童睾丸上缩、不能触及为特征，多见于男性儿童，一般哭而无泪，实际上是肠道痉挛，剧烈腹痛。因小儿形气未充，脏腑娇嫩，抵抗力不足，此症极为凶险，宜及早救治。针刺治疗该症简单有效，且起效迅速，不受条件的限制，宜优先选用。

处方：主穴：天枢（双）、关元。配穴：中脘、下脘、神阙、足三里（双）。

治疗方法：男性患儿先分别在阴囊的两条纵折线上用 1 寸毫针或三棱针点刺一两点放出少许血液，然后分别直刺天枢（双）、中脘、下脘、关元、足三里（双）约 0.5 寸，用平补平泻的手法快速捻转三五次后拔针；女性患儿则用上述手法点刺完以上 5 穴后再用艾条或纸烟熏灸神阙（肚脐眼）1～2 分钟。

机制：该病发生的主要原因，主要是家长不注意儿童饮食和衣被的调理，寒温不节，小儿感受寒邪刺激，肠道痉挛而引起的急性腹痛。该治疗方法是用点刺阴囊纵折放血或熏灸神阙的方法温中散寒以祛其诱因；取天枢、关元两个大小肠之"募"穴直入肠腑，调肠腑，理气滞，止腹痛而治其本；配中脘、下脘调理中焦，理气活血止痛；足三里为四总穴之一，主治肚腹中脘疾患，用之理气止痛。在此用平补平泻而不用烧山火手法者，是因小儿脏腑娇嫩，不耐大寒大热刺激也。此法用之得当有针到病除之妙，且无阿托品、654-2 的不良反应，各位同道不妨一试。

曾治陈某，男，5 个月，儿童。

1992 年 6 月 23 日夜间家长抱来急称：晚饭后患儿即哭闹不止，至今已有两三个钟头，不曾间断。我观患儿虽大声号啕，却不见眼泪，下肢挛缩，抻直后随即缩回，触摸两个睾丸已从阴囊内缩上，阴囊空虚无物。指纹淡红。急用上述针刺方法调治，操作完毕后，不到 2 分钟，患儿即停止哭闹，恢复吃奶。

又治刘某，女，3 个月，儿童。

1995 年 1 月 28 日夜，家属跑来邀我说："孩子已哭闹三四个钟头了，没有办法，你快去看看吧"！我急忙赶到患儿家中，见村里的 3 个医生都到齐了。几个人围坐在患儿旁边，眼看着孩子号啕大哭，嗓子都哭哑了，一筹莫展。我问他们都采取了什么方法？他们说阿尼利定注射了，654-2 注射了，镇静剂也用过了，针也扎了，就是无效。我细看孩子虽然号啕大哭，却没有眼泪，双下肢紧紧挛缩，指纹淡红。我说可能是"下寒甸子"。话刚出口，一位老先生就站出来说："我不知道你们年轻人是怎么学的，我活了这么大年纪，只见过男孩儿有得下寒甸子的，没见过女孩儿也有得下寒甸子的！"我说"下寒甸子只不过是个土名，它实际上是儿童感受寒邪后肠道痉挛而引起的急性腹痛。并非男孩儿所独有，女孩儿照样能得。"即在孩子的天枢（双）、中脘、下脘、关元、足三里（双）各扎了一针，然后再用纸烟灸患儿的神阙穴。前后不到 5 分钟，孩子的哭声戛然而止，去吸吮自己的手指了。

八、针刺治疗小儿消化不良

小儿消化不良以小儿食欲不振、肚腹胀大、发结如穗、或伴腹泻呕吐、面黄肌瘦为特征，多因小儿饮食不节、不洁，损伤脾胃，运化无权，以致宿食结聚、壅滞中焦而成。小儿因不明事理，不喜服药，因此针刺疗法不失为临床医生最常用、最简便、最有效的方法之一。

处方：主穴：四缝（双）。配穴：足三里（双）。

治疗方法：四缝穴消好毒后，用三棱针或注射用针头将双侧四缝穴，避开血管点刺破皮肤，挤出黄色组织液，然后用 1 寸毫针刺入双侧足三里 0.5 ~ 0.8 寸，用平补平泻的手法捻转 10 次左右，隔日 1 次，至四缝穴挤出的液体全是血液为一个疗程。如果不愈，隔 1 周再行第二个疗程

四缝穴有消积化痰之功，是治疗小儿消化不良的特效穴位；足三里健脾益气，有调整脾胃的功能。二穴相配，使宿食得化，中焦运化复常。

曾治崔某，男，3 岁，散居儿童。1993 年 4 月 27 日就诊。

近 1 个月来，患者除喜欢吃些瓜果梨枣等零食外，正餐基本上不吃，曾自服"三仙冲剂""百布圣"等未见成效。诊见患儿面黄肌瘦，发结如穗，指纹发淡。用上述方法针刺 2 次，患儿饮食复常。

又治李某，女，7 岁，在校儿童。食欲不振 20 多天。1998 年 12 月 26 日求我治疗。

患儿肚腹胀大，叩之如鼓，脉象缓滑。家长说患儿吃饭时端碗吃两口就说饱了，非要强迫她吃就吐。

此饮食不节、致伤脾胃、中焦运化不利之故。用上述针刺方法治疗 3 次（一个疗程），患儿饮食如故。

九、针刺养老穴治疗腰痛

养老穴为手太阳小肠经之"郄"穴，主治目视不明、肩背肘臂挛痛，有益老人健康。我受"下病上取"的启发，以之治疗腰痛，取效甚捷。

1983 年秋季，本村患者田某因闪腰岔气，卧床不起，求我针灸治疗。我循常规针刺委中（双）、腰俞、腰阳关、风池（双）后，并无明显疗效，第二天仍不敢下床活动。当时正值生物全息理论在医学界风靡之时，我虽生性固执，不愿附庸风雅，但仍受其启发，想中医古来就有"上病下取，下病上取"之训，腰是人体最大的关节，在人体的下部；上肢举起后，腕关节是人体最大最靠上的一个大关节，因此针刺腕关节可能对腰部疾患有一定疗效，而养老穴正在腕关节附近，决定扎一针试试。谁料一针下去，竟显奇效，不过三四个钟头，患者就可以下床活动了。以后在临床凡遇急性腰扭伤、闪腰岔气等急性腰痛患者，我皆针养老穴调治，每每获效。就是慢性腰痛的患者，当下也有顿感舒适的近期疗效。

曾治苗某，男，55 岁，农民。2005 年 11 月 28 日就诊。

患者自述腰痛已有五六年，农忙季节疼痛加重，农闲则好点。曾求治于多位医生，都说是腰肌劳损，吃了好多药也不管用，只好农忙时自服一些止痛药勉强维持劳动，农闲时就这么耗着。望其面色皮肤、舌苔、脉象无异常，询其身体别处无不适，饮食、二便无特殊，只是两尺脉似乎略显沉细。我说您这是肾亏经脉痹阻之故，宜喝些汤药慢慢调理。他说你能不能让我快点舒服一会儿？我就在他的双侧养老穴用补益的手法各扎了一针，他当下就说腰部舒服，高兴地到药房取药去了。

十、针刺治疗妇女产后缺乳

妇女产后缺乳，临床并不少见，中药治疗有较好的疗效，但目前治疗产后缺乳的主要药物穿山甲价格昂贵，一般患者不愿承受。因此，探求一种方法简便、价格低廉的治疗方法已是势在必行。几十年来，我在临床凡遇有产后缺乳家境不好且又不惧针苦者，即采用针刺疗法治疗，每每获效。

治疗方法：选患者膻中穴，进针后分别向左右两侧乳头方向平行进针，边进针边用平补平泻的手法反复捻转，大约进针 1.5～2 寸，以患者感到所刺方向的乳房发胀为度。两个方向皆操作到位后将针柄转到下方平刺 1 寸待针。然后根据辨证结果，气血虚弱者取足三里（双），用 2.5～3 寸毫针直刺 1.5～2.5 寸，得气后用补益的手法各操作 15 分钟后起针；肝气不舒者取阳陵泉（双），用 2.5～3 寸毫针直刺 1.5～2.5 寸，得气后用泻的手法各操作 15 分钟后起针。

曾治李某，女，26 岁，农民。1986 年 8 月 24 日就诊。

患者产后 3 个月乳汁稀少，一直依靠奶粉维持儿子生命，曾服生乳汁、催奶片及数剂中药无效，求我为其想一想办法。观患者面色㿠白，言语无力，自述食欲不振，恶露不尽，查患者乳房柔软，舌淡苔白，脉弱。

此气血不足、恶露不尽之故。

取膻中、足三里按上述针法操作后，又针刺三阴交（双）、地机（双）调经理血。隔日治疗 1 次，连续治疗 3 次后，患者乳汁充盛。

又治赵某，女，32 岁，农民。

产后 1 个多月来，乳汁时多时少，不够孩子食用。1988 年 9 月 3 日来我院就诊。患者食欲不振，偶显呕恶，二便正常，恶露已尽，乳房按之正常，舌苔、脉象均无特异之处。因家中孩子较多，负担较重，要求针灸治疗。我取患者膻中、阳陵泉，用上述针法操作后又取足三里（双）、中脘健脾止呕，连续治疗 4 次，患者乳汁正常。

我们知道：乳汁乃血液化生。而血液的生成、敷布又与气的关系最为密切，中医自古就有"气旺血旺，气虚血虚""气行则血行、气滞则血滞"之说。产后缺乳的原因虽多，但气血虚弱和气滞血瘀是其中最重要的原因。本法取八会之一的气会膻中调理气机，气血不足者，和足三里补气生血，使气血旺盛而乳汁充盈；气滞血瘀者，配阳陵泉疏肝理气，使气顺血行而乳汁旺盛。同时膻中为任脉之会，"任主胞胎"，哺乳期妇女，其生理机能总和胞胎有一定关系，调理任脉，对哺乳期妇女生理功能的恢复有诸多益处。

十一、针刺肢体三针治疗半身不遂

笔者在读书期间，河北中医学院的一位老师曾教我用肢体三针治疗半身不遂。此法简便，取穴少，针刺方法简单，疗效可靠。但刺激量大，会给患者带来一定的痛苦。不过对于备受偏瘫之苦的患者来说，这点痛苦一般都能忍受。

20多年来，我在临床凡遇有脑血管病后遗症肢体瘫痪而体质又能坚持者，皆采用本法治疗，往往会取得针到病轻的神奇疗效。今冒昧将该法的取穴和针刺手法提出来和各位高明共同商榷。

处方：上肢：极泉、曲池、合谷（称为上三针）。

下肢：承扶、委中、三阴交（称为下三针）。

治疗方法：上肢，患者取仰卧位，上臂外展，在腋窝正中避开腋动脉取极泉穴，用3寸毫针直刺入皮肤，用强刺激手法边捻转边进针2～2.5寸左右，得气后继续捻转10次左右，将针拔至皮下片刻再进行下一轮操作。如此反复进行10次左右。曲池、合谷都是用3寸毫针刺入皮下后用强刺激手法边捻转边进针2～2.5寸，得气后还继续捻转5～10次后拔至皮下片刻再进行下一轮操作。如此反复进行10次左右。

下肢，患者取仰卧位，施术者将患肢抬起放于自己的右肩之上，取承扶穴，用4寸长针刺入皮肤后用强刺激手法边捻转边进针3～3.5寸，得气后继续捻转10次左右，将针拔至皮下片刻再行第二个回合操作。如此反复进行10次左右；委中、三阴交都是用2寸毫针刺入皮下后用强刺激手法边捻转边进针0.5～1寸，得气后继续捻转5～10次后将针拔至皮下稍候片刻再行第二轮操作，如此反复进行10次左右。

曾治张某，男，62岁，农民。

患脑血栓10天，已输液9天（具体药物不详），诸症消除而左下肢无力，走路跛行。1984年5月25日求我针灸治疗。查患者形体肥胖，面红目赤，说话声高气粗，语声洪亮，走路左下肢跛行，舌苔黄腻，脉象弦大。血压120/90mmHg。

此乃肝阳上亢、贼风内动之象。我取肢体三针之下三针，用上述操作方法，先后治疗 4 次，行走正常。

又治刘某，女，39 岁，农民。

患脑出血已一月有余，经县医院住院治疗 1 个月出院，右侧肢体仍遗有严重后遗症，下肢尚能跛行，上肢则拘挛难以活动。1986 年 7 月 1 日求我针灸治疗。查患者饮食、二便正常，精神尚可，舌质正常，苔白而润，脉象弦细。血压 140/80mmHg。

我用肢体三针对其进行治疗，上下肢皆用，手法同上。仅治疗 1 次，起针后上肢即能活动，众皆愕然。

注意事项：

（1）体质虚弱者慎用此法。

（2）血压偏高者禁用此法。

（3）病情在活动期一定注意慎用此法，严防病情恶化后引发医疗纠纷。

（4）此法刺激量大，治疗时患者会有一定痛苦，事先应和患者说明。

第五章 中药新识

一、大黄可健脾止泻、醒脾开胃

大黄苦寒，有泄热通肠、凉血解毒、逐瘀通经之功。因其性峻烈，泄热有神效，故有将军之称。历代不少医家都认为大黄苦寒而有脾胃虚寒者禁用之戒。

大黄果真苦寒败胃，只能泄热通便吗？并不尽然。笔者从医几十年来，在用常法治疗脾不健运、食欲不振、呕吐泄泻诸症无效时，常将大黄配入于方剂之中，使之荡涤残存之宿食，开胃以助消化，推陈出新，燥湿健脾，每每获得良效，故认为大黄刚中有柔，能泻能和，既有泄热通便、逐瘀通经之效，又有醒脾开胃、消积化食、燥湿止泻之性。

药物的功效与其性味有一定的关系。大黄苦寒，味苦能够祛火，性寒可以清热，所以它具有泄热通肠之效。但苦又可燥湿，燥湿又可以健脾。健脾之品多具有苦味。以味测性，大黄应具有燥湿健脾之效。泻下并非独为寒邪作祟，湿热下注，食积不化，皆可致泻。中医正治之法，湿者燥之，热者寒之，积者化之，坚者消。用大黄治疗湿热泄泻，苦可燥湿，寒可清热，药证相符，其理昭然。若寒湿下注，在温中祛湿的方剂中配入少量大黄，取其味苦燥湿之性，量微且有大量温热药监制其寒性，取其利而制其弊，疗效倍增；至于食积作泻，配入少量大黄，荡涤宿积，推陈致新，泄泻自止。

药物的功效并不完全取决于药物的性味，还要看药物作用于某一脏腑经络后所起的作用。若某一药物作用于某一脏腑经络后，推动助长了该脏腑经络的生理功能，我们就认为该药对该脏腑经络所起的是补益作用；如果它阻遏削减了该脏腑经络的亢奋之性，我们就认为该药物对该脏腑经络所起的是泻下作用。胃为六腑之一，六腑以通为用，胃肠以降为顺。在健脾开胃的方剂中配入少量大黄正是取其泻下通肠之效，增强肠胃的消导之功，推动脾胃的运化之力，荡涤肠胃残存之宿食，推陈纳新，促进食欲，从而起到健脾开胃、醒脾消食之效。

中医用药之难，关键在于配伍与剂量。药物配伍在不同的方剂中会呈现出不同的效用。众所周知，大黄既能在泄热通肠的三承气汤中应用；也能在温脾泻下的温脾汤中应用。二者同取了它的泻下之效，所不同的是承气汤性用同取而温脾汤舍性取用。那么大黄为什么就不能配伍在醒脾开胃的方剂中取其开胃消食之用、配伍在健脾燥湿止泻的方剂中取其燥湿健脾止泻之效呢？

在煎煮法度方面，大黄用于泄热通便多为后下；用于活血通经多用酒浸或酒洗。久煎会消耗其具有泻下作用的蒽醌及挥发油，而对其苦味却消耗甚微。我们在健脾开胃、燥湿止泻的方剂中应用应该是取其味苦燥湿之用而舍弃其寒凉泻下之性，故在临床应用时应与其他药物同时煎煮为宜，但在苦寒泻下的方剂应用还是以后下为好。

综上所述，大黄刚中有柔，能泻能补，能急能和，入寒凉剂则泻下；入消导剂则消食；入健脾剂则燥湿；入健胃剂则开胃。可见药物的性味不能完全决定药物的功效，甘温药绝非只能补益；苦寒药也绝非只能泻下。药物的性味是固定不变的，但其功效是可以通过不同的配伍而改变的，关键在于医家如何变通应用。作为一名中医医生，不能只拘泥于古说，而应知常达变，因证选药。或取其性，或取其用，或取其一用，或取其多用，或性用同取，方不失中医辨证求因、审因论治之旨。

中医学的许多理论都来源于临床实践经验的总结。随着历史的发展，人们的实践手段日益丰富，认识水平不断提高。许多旧的理论有的与现代实践结果不符而被否定，有的因认识肤浅而在实践中不断完善，推动了中医学的发展。大黄作为药物问世以来，即被冠以泻火攻下、苦寒败胃之说。古理难违，人云亦云，沿袭千古已成定论。但不论从理论角度分析还是从实践角度总结，大黄确实具有健脾开胃、消积化食、燥湿止泻之用，可能不少同道也有同感。

今笔者冒昧提出大黄的健脾开胃、燥湿止泻之说，绝非为标新立异，而是根据自己的临床实践，结合理论分析，为大黄的功效做了一番肤浅而全面的客观总结，意欲公正而全面地揭示其临床功效，弃之用之，任凭同道鉴之。

二、为什么头痛必须用川芎

头痛，是最为常见的临床症状之一，它既可以作为一个病证单独出现，又可散见于其他疾病的病程当中作为伴症出现。引起头痛的病因很多，既可见于外感，又可见于内伤。外感者既可见于风热；也可见于风寒；又可见于风湿。内伤者既可见于虚证；又可见于实证。虚者既可见于气虚；也可见于血虚。实者既可见于肝火上炎，又可见于肝阳上亢；既可见于痰浊头痛，又可见于瘀血头痛，还可见于偏头风痛。引起头痛的病因虽多，但概括而言，总不外"不通则痛"与"不荣则痛"这一基本病机。

川芎亦称芎穷，人头穷隆穷高，天之象也。此药上行，专治头脑诸疾，故古称芎穷。此药辛温无毒，入肝、胆、心包经。有开郁活血、祛风止痛之功效，是治疗偏正头痛、月经不调、风湿关节痛、风湿肌肉痛、气郁不舒、身体局部疼痛、血瘀疼痛、疮疡肿痛的常用药。尤其是该品功善上行，搜风止痛，是治疗头痛之要药。由于该品能治"一切风，一切气，一切劳损，一切血。补五劳，壮筋骨，调众脉，破癥结宿血，养新血，吐血鼻血（尿）血……搜肝气，补肝血，润肝燥，补风虚，燥湿……行气开郁"（《本草纲目》），是治疗"气虚头痛，气厥头痛、风热头痛、头风化痰、偏头风痛、风热上冲、首风旋运、失血眩晕"（《本草纲目》）的常用药。

风寒头痛者，以本品疏风散寒，通络止痛；风热头痛者，本品可散风清热，通络止痛；风湿头痛者，以本品燥湿通络止痛；气虚头痛者，本品可"补风虚"，治"首风旋运，气虚头痛"；血虚头痛者，本品可"补肝血，润肝燥"，补血养血以荣脑止痛；肝火上炎者，由于本品能治"风热头痛"，所以可协助清肝药以平肝泻火止痛；肝阳上亢者，同样由于本品治

"风热头痛、气厥头痛"，所以可助平肝潜阳药以潜阳通络止痛；痰浊头痛者，由于本品能够燥湿，燥湿即可以化痰。用其治疗痰浊头痛，也可谓因材施用，药证相符；至于瘀血头痛，本品功善活血补血，更是拿手强项；找不出任何原因，因情志诱发的所谓"神经性头痛"，由于本品能开郁止痛，用其治疗也往往药到病除。

由以上分析可知：川芎善于上行走窜，搜风活络止痛，专治头脑诸疾。既能补气；又能补血。既能散寒；又可清热。既能燥湿；又能温润，功善息风；兼能开郁，具有良好的双向调节作用，能够治疗各种原因引起的偏正头痛。本品常用量为 6 克～10 克，古人曾告诫本品量大谨防温燥劫阴，但我从几十年的临床实践中体会到，只要配伍得当，用量达 30 克也无此弊，似有以讹传讹之嫌。实为上行头目之佳品、活络止痛之要药，用量大小可随症状轻重适当增减，所以说头痛必须用川芎。

三、蝉蜕功用新识

蝉蜕辛、甘、咸、寒，归肺、肝、心经，有疏风解表、透疹利咽、退翳解痛之功效，各版教科书均将其列入辛凉解表剂中，用于治疗外感风热、温病初起、破伤风、翳膜遮睛、胬肉攀睛、音哑失音、咳喘风痒、疹发不透、小儿夜啼和急惊风。笔者根据其性味、归经，常用于治疗局部外伤感染、急性淋巴管炎、局部变态反应性炎症、高热神昏、心烦失眠等症，每每获效，兹简介如下。

蝉蜕性寒可清热解毒，味甘可缓急止痛。笔者常用该品浓煎热敷治疗局部外伤感染。症状轻者，只用外敷；症状重者，兼以内服。毒热壅盛，红肿热痛明显或并发淋巴管炎者，一般于热敷后 2～4 个小时红肿消退，疼痛减轻，红线消失。

1986 年夏季曾治孙某，下肢皮肤创伤后，下田劳作，感染毒邪，局部红肿面积达 7cm×11cm，发热，剧痛，按之坚硬，有化脓之势。曾肌注青霉素，静点头孢哌酮、头孢曲松等无效。余用蝉蜕 60 克浓煎成汤，一半内服，一半趁热熏敷患处，热敷后不到 4 个小时红肿疼痛减轻，继用 3 次痊愈。

蝉蜕有疏风解表之功。风可祛湿，祛风胜湿可以止痒，且其性寒，可以清热解毒。笔者常用该品治疗局部变态反应性炎症，症状轻者外敷，重者外敷与内服并用，多有效验。

1988年5月我曾治疗一10岁患儿田某，龟头患变态反应性炎症，红肿透亮，大如乒乓球，痛痒难忍，日不敢行，夜不能寐。前医曾用青霉素、林可霉素、地塞米松、氯苯那敏等西药治疗无效。又延他医用清热解毒的中药治疗五六日，证无进退。我用三棱针点刺包皮放出少量组织液，继以蝉蜕60克煎成浓汤，一半内服，一半趁热熏洗。当日熏洗2次，肿大的龟头缩小，痛痒减轻。继洗2剂痊愈。

蝉蜕咸寒，入心、肝经。理当有清心热、除烦躁的功能，而且质轻上浮可轻扬入上焦。我从古籍用蝉蜕治疗小儿夜啼的记载中得到启发，根据其性味、归经，试用于治疗心肝热盛、心烦失眠之不寐证，也有良效。

1984年春治疗王某失眠一案，诊见患者心烦、口苦、耳鸣、情绪急躁易怒、舌红苔黄、脉弦数等，一派心肝热盛之象。余以朱砂安神丸调治，服药2盒，疗效不显著，遂用蝉蜕10克煎汤送服朱砂安神丸，每日2次，每次2丸（约18克），服药5日，病告痊愈。

在治疗热入心包、高热神昏的患者时，因本地犀牛角短缺，且紫雪散、安宫牛黄丸等药价格昂贵，患者难以承受。我即根据蝉蜕甘寒、入心经、可治温病初起这一特点，试用大剂量的蝉蜕代替清营汤中的犀牛角，疗效满意且药费成本成倍降低。

1985年6月12日曾治疗张某，患重感冒，高热不退，神昏谵语，偶现抽搐。经静点抗生素、激素、抗病毒药2日高热不退。邀余赴诊时见患者壮热口渴，头痛如劈，暮则谵语，舌质红绛，苔薄黄而燥，脉洪大。即予清营汤原方去犀牛角加板蓝根30克，服药1剂，毫无寸功。即去板蓝根而加蝉蜕30克，服药1剂，高热谵语减轻，继服2剂痊愈。

笔者从几十年的实践经验中体会到：蝉蜕除具有教科书所述的功效外，还具有清热解毒、祛风止痛止痒、清心安神之效，具有较强的抗炎、抗过敏、镇定安神作用。无论外敷内用，皆有良效，望高明鉴之。

四、威灵仙引申新用

威灵仙性温，味辛而咸，可入十二经，能通五脏经络，疗顽痹痛风，为治疗肌肉风湿痛、关节痛、神经痛的常用药品，还可用于诸骨鲠咽。时珍对其名称解释说："威，言其性猛也；灵仙，言其功神也。"不知从哪朝哪代开始，它就有了效灵如仙之美誉。现代药理研究证实，该品具有促进肠蠕动、引产、抗菌等作用。这就大大拓宽了它的适用范围，并广泛地被应用于各科疾病的治疗。现就本品的引申新用简介于下。

1. 治胃脘痛

适用于治疗各种急、慢性胃炎和胃溃疡所引起的胃痛。《本草纲目》谓本品"宣通五脏，去腹内冷滞，心膈痰水，久积癥瘕，痃癖气块""腹中痞积"。由于它性温而又有促进肠蠕动的作用，所以能够治疗脾胃虚寒、消化不良而引起的胃脘疼痛。

曾治王某，女，61 岁，农民。河北曲阳人。

患胃脘疼痛，嘈杂不适两年，先后在本村及当地卫生院治疗无效，经曲阳二院诊断为胃癌。患者不信，又去省四院复查，经做胃镜及病理检查，最后确诊为胃溃疡伴不典型腺体增生。两年来，曲阳、保定、石家庄等地不断看到患者求医问药的身影，服药之众非用船载车拉难以形容。

1987 年 12 月 4 日经亲戚介绍来我院就诊：胃脘隐痛，喜温拒按，嘈杂难受，嗳腐吞酸，偶有呕吐，口臭纳呆，舌淡苔白，中间剥脱，脉细略滑。如此寒热皆见、虚实错杂之证相当缠绵，如不及时治疗，恐有癌变之虞。急用附子理中汤合越鞠保和丸加抗癌之品以调治。

处方：

附子 10 克	干姜 15 克	白术 10 克	苍术 10 克
党参 10 克	焦四仙各 10 克	白芍 10 克	香附 10 克
半枝莲 30 克	甘松 10 克	甘草 6 克	

水煎服，日 1 剂。

服药 5 剂后，患者来复诊。说服药后没多少疗效。舌脉从前。我想久痛入络，于原方去苍术、白芍、香附、甘松加延胡索 10 克、五灵脂 10 克、蒲黄 10 克、白花蛇舌草 30 克。

继服 5 剂，患者三诊来告：服药后胃脘疼痛似乎稍减，余症并无明显改变。舌脉如故。我以二诊原方加威灵仙 15 克。

再服 5 剂，患者四诊来告：服药后诸症皆轻，舌脉仍无改变，但效不更方，仍以三诊原方，继服 20 余剂而诸症悉平。1 年后遇其亲戚，询其病况，知未再发作。

2. 治疗骨质增生

古人认为该品能治疗"腰膝冷痛""腰脚诸痛""筋骨毒痛""诸骨鲠咽"。我们今天就引申用于治疗各种骨质增生，临床应用时多用醋制，无论外敷内用，皆有良效。

曾治尤某，男，39 岁，农民。

患者两年前发现早晨起床后左足跟疼痛，须跛行一段时间自行缓解。因自觉能够忍受，未在意。今年春节后疼痛加重，到县医院拍片诊断为跟骨刺。屡服抗骨质增生丸、骨仙片、布洛芬、百乐来等无效。于 1988 年 2 月 28 日求治于余。症如上述，舌脉正常。

考虑到病程日久，宜内服外敷并用。

内服方：

熟地黄 10 克　枸杞 10 克　山茱萸 10 克　山药 10 克

川牛膝 30 克　独活 12 克　细辛 6 克　　威灵仙 15 克

甘草 6 克

水煎服，日 1 剂。

外用方：

川乌 30 克　草乌 30 克　　透骨草 30 克　威灵仙 30 克

防风 30 克　蒲公英 30 克　胆南星 15 克　皂针 15 克

在脸盆内水煎 30 分钟，刚取下来时温度较高，腾熏左足跟四五分钟，待温度适宜再熏洗 10 分钟，每日 1 次，每剂药用 5 天。服药 5 剂后，患者来告：足跟已基本不痛了。为巩固疗效，我嘱其照原方内服、外用各拿 3 剂继用。

3. 治疗各型肝炎

不论哪型肝炎，都以肝脏肿大压痛、食欲不振、消化不良、恶心呕吐为主症，体质都会有不同程度的下降，免疫力都会降低。威灵仙能治"腹中痞积""服此四肢轻健，手足温暖，并得清凉"，可见它可能具有软缩肝脾、促进消化、消食导滞、改善体质、提高机体免疫力的功能。据此笔者试用于治疗各型肝炎，皆有不同程度的效验。

曾治疗王某，女，56 岁，农民。

患慢性肝炎 5 年，症状时轻时重。1986 年 5 月 12 日来我院就诊。患者面色萎黄，形体消瘦，语声怯弱，自述胃部疼痛，浑身乏力，饮食无味，偶有呕恶，双下肢浮肿，舌淡苔白润，脉弱。触其肝脏约肋下 2cm，质软而边缘光滑。

四诊合参，本病属肝气犯胃、脾失健运。拟健脾疏肝法调治。

处方：

党参 12 克　　白术 10 克　　苍术 10 克　茯苓 10 克
半夏 10 克　　山药 10 克　　柴胡 6 克　　白芍 12 克
威灵仙 15 克　鸡骨草 10 克　甘草 6 克

服药 5 剂，食纳增多，精神好转。原方再加丹参 30 克、王不留行（炒）12 克，继服 25 剂痊愈。

4. 治疗各种黄疸

"黄家所得，从湿得之"，黄疸发生的机制虽然复杂，但从中医角度讲，总和湿恋阳明、蕴久发黄有关。威灵仙宣通五脏，行十二经，祛风胜湿，能退黄疸，且性温味咸，阴黄阳黄皆宜。

曾治刘某，男，29 岁，农民。1983 年 6 月 12 日就诊。

发热恶寒，头痛呕吐，浑身乏力，食欲不振，厌恶油腻，面目发黄，色泽鲜亮，扣其右胁部疼痛，腹部触诊肝脏于右肋下 1cm，质软而触之疼痛，舌淡苔白腻，脉弦数。

此乃肝胆湿热壅盛、木郁克土之象。

处方：

柴胡 10 克　　　白芍 12 克　　　板蓝根 30 克　　鸡骨草 12 克

虎杖 10 克　　　鸡内金 10 克　　白术 10 克　　　茯苓 10 克

威灵仙 15 克　　茵陈 30 克　　　甘草 6 克

水煎服，日 1 剂。

服药 10 剂后，患者黄疸消退，食欲正常。原方去茵陈，加丹参 30 克，继服 12 剂，诸症消失，化验肝功能正常。

5. 治疗流行性腮腺炎

威灵仙有一定的抗炎作用。《本草纲目》有用其治疗杨梅恶疮的记载，并能疏通十二经络，所以我常引申用于治疗流行性腮腺炎，每每获效。

曾治刘某，女，10 岁，学生。

于 1988 年患流行性腮腺炎后久治不愈，屡用清开灵、利巴韦林、板蓝根冲剂、抗生素、干扰素等，肿大的右腮腺不消。缠绵月余，家属异常着急，求我用中药治疗。观患儿右耳下腮腺肿如鸡蛋，皮色不变，按之坚硬而痛，皮温不高，舌脉正常。

思之良久，此可能是患者禀赋不足，感染邪毒，又过用抗病毒及清热解毒药，正虚邪恋之故。拟扶正解毒法调治。

处方：

威灵仙 10 克　　板蓝根 10 克　　白花蛇舌草 10 克　　鹿角霜 8 克

何首乌 8 克　　　甘草 6 克

水煎服，日 1 剂。

服药 5 剂，患者右耳下平坦。

6. 治疗半身不遂

《本草纲目》言本品"通十二经络，朝服暮效""治丈夫妇人中风不语，手足不遂，口眼㖞斜，言语謇滞"。近年来我常在治疗脑血管病的方剂中配入此药，疗效可靠。

曾治习某，女，60岁，农民。2004年8月12日求治。

患者今晨起床后自觉左侧半身无力，活动笨拙，说话略显謇涩，口涎不能自控，急来我院就诊。经CT扫描未发现颅脑异常，舌质淡，苔薄白，脉细略弦。素患高血压。

此正气不足、贼风直中经络之象。

处方：

人参10克　　桂枝15克　　川芎15克　　麻黄10克

白芍10克　　赤芍12克　　附子10克　　杏仁（炒）10克

威灵仙15克　羌活12克　　葛根12克　　甘草6克

因患者对我特别信任，未再到别处进行任何治疗，5天后患者告知：服药后诸症皆除，健壮如初。

总之，威灵仙除具有教科书所述及的抗风湿、止疼痛、通经络、化鱼骨鲠喉等功能外，尚有促进肠蠕动、抗菌消炎、抗骨质增生、抗组织增生、提高机体免疫力、引产等作用。乞各位高明在临证时验之。

五、蜈蚣治头痛有效

蜈蚣，辛温有毒，入肝经，功专息风止痉、解毒散结，常用于中风、惊风、破伤风、疔疮肿毒及瘰疬、结核、无名肿毒、毒蛇咬伤等证。笔者在临床实践中发现，蜈蚣对顽固性头痛有特殊的疗效。

头痛一证，多由风寒湿热之邪外袭肌表，阻滞经脉，气血运行受阻；或内伤七情，气滞血瘀、清窍经隧不通；或饮食劳倦，伤及脾胃，气血生化无权；或素体虚弱，气血不足，清窍失养所致。所谓"不通则痛""不荣则痛"是也。若迁延失治，久痛入络，则非走窜攻散之品不能为功。《医学衷中参西录》云："蜈蚣，走窜之力最速，内而脏腑，外而经络，凡气血凝聚之处皆能升之……其性尤善搜风。"以之治顽固性头痛，是取其走窜攻散之效。可谓药证相符之举。

曾治刘某，女，40岁，工人。患头痛5年有余，屡服中西药品无效。1990年3月8日延余诊治。

主诉：头痛绵绵，时左时右，痛时发闷，昏蒙不爽，记忆力衰退，5年前患感冒后一直如斯。舌质暗淡，苔薄白，脉弦缓。

证属风寒客内、痰瘀结聚、清窍络脉不通之故，病发日久，恐怕还有血不荣脑之虞。拟搜风活络，逐瘀化痰，兼以养血之法调治。

处方：

川芎 15 克　　当归 10 克　　白芍 10 克　　半夏 10 克

胆南星 10 克　远志 10 克　蔓荆子 12 克　菊花 10 克

羌活 12 克　　细辛 6 克　　甘草 6 克

服药 3 剂，证无进退。遂于原方加蜈蚣 3 条以加强走窜攻散之力。继服 3 剂，头痛好转。再服 5 剂，竟收全功。随访 1 年，头痛未发。

六、泽泻治眩晕有功

泽泻，甘淡而平，归肾、膀胱经，具有利水、渗湿、泄热之功效，常用于小便不利、水肿、支饮、黄疸诸证。古人认为，本品"主头旋耳虚鸣，筋骨挛缩……"（《本草纲目》）。余据此常用之治耳源性眩晕，疗效理想。

耳源性眩晕，又称梅尼埃综合征，以头晕眼花、天旋地转、步履不稳、剧烈呕吐为特征，常伴耳聋、耳鸣等症。西医学认为，该证系由内耳迷路神经水肿所致，常用脱水疗法如甘露醇等治疗有效。泽泻利水渗湿，现代药理研究证实该品为利尿消炎之品，是消除迷路神经水肿的理想药物。古书也有用泽泻汤治疗头晕的记载。以之治疗耳源性眩晕，也是中西汇通的一种新的尝试。

曾治范某，女，38 岁，农民。

头晕呕吐，卧床不起十余日。曾在县医院诊断为耳源性眩晕。屡进地芬尼多、654-2、维生素 B_6、磁朱丸及平肝降逆止呕的中药无数，病势有进无退。于 1992 年 7 月 17 日邀余赴诊。诊见患者仰卧于床，不能翻身起坐，动则呕吐不止，眩晕难耐，不敢睁眼。以前曾有耳鸣史。舌质淡，苔薄白，脉弦。

此乃饮停胃脘、浊阴上乘、蒙蔽清窍所致。

治宜降逆、祛湿、化痰，以旋覆代赭汤加白术、泽泻调治。

处方：

旋覆花（包煎）12 克　　代赭石（包煎）40 克　　党参 10 克　　半夏 10 克

白术 10 克　　　　　　泽泻 30 克　　　　　　干姜 10 克　　大枣 5 枚

水煎服，日 1 剂。

服药 3 剂，患者头晕呕吐等症状明显减轻，能起床做轻微活动。继服 4 剂，诸症悉平。随访 1 年，未见复发。

七、仙鹤草也治眩晕

仙鹤草，苦涩而平，归肺、肝、脾经，功专收敛止血，解毒消肿。常用于各类出血证及跌打损伤、痈疽乳痈等症的治疗。余因偶然一个机会，知仙鹤草可治疗头晕，以后在临床凡遇有头晕不甚，且无其他兼症，无证可辨、无方可施的患者，即单用仙鹤草一两煎汤内服，每每获效。

曾治习某，男，60 岁，农民。

头痛头晕 2 年，多方求治，疗效甚微。1992 年 4 月 8 日求治于余。

查患者舌苔、脉象、血压皆无异常；也无恶心、呕吐、眼花、耳鸣等症状；更无口苦口淡等感知。患者自述除头痛头晕外，余无其他任何不适。真可谓无证可辨，无方可施。正在无可奈何之际，忽忆起笔者早年在一家医院当司药时曾试图遍尝各种中药的滋味，有一段时间曾因夜间值班过多，睡眠不足，常感头晕、头昏。无意中尝了仙鹤草后，感觉头目清利。遂悟到仙鹤草可能能治头晕。即嘱患者每日用仙鹤草一两煎汤内服以试之。不料患者服药 5 天后欣然来告，两年多的头晕痼疾，竟在服一味仙鹤草后荡然无存。这也证实了自己以前所悟仙鹤草可能能治头晕的想法，甚喜。以后在临床凡遇有头痛头晕而无他苦的患者，即以仙鹤草 30 克～60 克煎汤内服，每每获效，望高明鉴之。

八、茜草可扶正益损

茜草，别名血见愁，苦寒无毒，凉血止血，为血家要药，止血佳品。古人认为它乃人血所化，实为讹传。此为多年生草本植物也，味多糟涩。除能治疗外伤出血、内脏出血、吐衄便血、崩漏带下外，尚具固涩之性，能祛瘀生新。我认为它同时具有补益之效。《本草纲目》认为该品能"补中……久服益精气，轻身"。在用一般补益药治疗虚损难以奏效时，往往于补益方中参以本品，多获效验。2008 年春，我治一久病体虚的杨姓患者，动则气短，心慌乏力，齿松发脱，精神疲惫，正气衰竭之象昭然，我即以扶正之剂治疗。人参、鹿茸、紫河车、黄芪、熟地黄、何首乌都用遍，毫无疗效，加大用量，也无寸功。百思不得其解，无计可施。与一同行谈及此事，他说："体虚久治不愈者，是否加点固涩药以增强疗效？"我受其启发，回家后遍查医书，发现《名医别录》言茜草"久服益精气轻身"，即以原方中加茜草 10 克一试。孰料服药 3 剂，竟显疗效。由此悟到茜草虽非补益药，但是否为补益增效剂，可增强补益方剂的疗效？望高明验之。

九、秦艽为退黄佳品

秦艽性平而味苦、辛。入胃、肝、胆、大肠经，古云能散风湿，止痹痛，为风湿要药。笔者从多年的临床实践中体会到，秦艽还有发散湿邪、消除黄疸之效，实为退黄佳品。《本草纲目》盛赞该品能治"五种黄疸"。《贞元广利方》谓该品"治黄病内外皆黄，小便赤，心烦口干者"。

黄疸分为肝细胞性黄疸、溶血性黄疸和阻塞性黄疸。中医分为阴黄、阳黄。病因病机比较复杂，究其成因，不外湿邪久困，郁而发黄。治疗关键应以祛湿为首务。阴黄当温阳化湿，阳黄当清热利湿。

秦艽性情平和，阴黄阳黄皆能应用。《本草纲目》言秦艽"利大小便，疗酒黄、黄疸……除阳明风湿"。古书言其能"祛风胜湿，兼通二便"。使湿邪从汗孔、大小便随人体的排泄物排出体外，实为内外兼通、散利并用之佳品，祛湿彻底而迅速，黄疸何愁不消散。余在临床习用该品配威灵仙、车前子等组成灵仙退黄汤治疗黄疸，皆获效验。

十、枳壳为止咳要药

枳壳，苦、辛、微寒，归脾、胃二经，有行气消积、消痰除痞之功效，尤以宽胸理气见长。笔者常以之配入止咳的方剂中，取效甚捷。

咳嗽是肺脏的主要病证，其病因病机虽繁，但其基本病机不外肺气不利。枳壳可宽胸理气，宣肺除痰，以之治疗咳嗽，符合常规，切中病机。同时枳壳外实中空，与肺脏内含肺泡外实中空何其相似。比类取象，它应有治疗肺脏疾患之效能。

曾治张某，女，36 岁，农民。

咳嗽咳痰月余，屡进消炎止咳药，仅取效一时，停药则咳嗽如故。1983 年 3 月 12 日求治于余。症见患者咳嗽频作，咳痰白黏，舌淡苔白腻，脉细略滑。

辨证：痰湿内停，肺气不宣。

拟以燥湿化痰、宣肺止咳之法调治。

处方：

半夏 10 克　瓜蒌 30 克　陈皮 10 克　茯苓 10 克

白前 10 克　桔梗 10 克　紫菀 10 克　百部 10 克

款冬花 10 克　甘草 10 克

服药 3 剂，证无进退，舌脉从前。我想可能咳嗽日久，肺气不足，于原方加米壳 10 克以敛肺止咳，又服药 3 剂，疗效甚微。三诊时因见患者胸脘满闷不适，加枳壳 10 克以宽胸理气。再服 3 剂，咳嗽减轻，继进 2 剂，咳宁嗽平。

又治刘某，男，50 岁，农民。1983 年 12 月 6 日就诊。

患者自述：5 天前因患感冒，发热恶寒，头痛咳嗽。曾服西药治疗，高热头痛已去而咳嗽不减。舌淡苔薄白，脉象正常。

辨证：风寒闭肺，宣肃失职。

拟宣肺散寒止咳，以三拗汤合止嗽散化裁治疗。

处方：

麻黄 10 克　杏仁（炒）10 克　白前 10 克　陈皮 10 克

紫菀 10 克　百部 10 克　桔梗 10 克　款冬花 10 克

甘草 6 克

服药 3 剂，疗效不太明显。遂于原方加枳壳 10 克以宽胸理气，宣肺止咳。又进 3 剂，效遂人愿。遂悟枳壳确有宽胸理气、化痰止咳之效。以后在临床每遇咳嗽患者，皆在辨证论治的基础上加入枳壳，每每获效。

十一、代赭石可治咳喘

代赭石苦寒，入心、肝二经，具有平肝降逆、凉血止血之功效，常用于肝阳上逆的头痛头晕、血热妄行所致的吐衄崩漏及胃气上逆所致的呕吐等症。笔者在临床实践中体会到该品除具有上述功效外，尚有降气宁嗽之功。尤其治疗肺热咳喘有特效。

咳喘的病因虽多，病机复杂，但其基本病机总和肺气不利、肃降无权有关。代赭石寒可清热，重可降气，《本草纲目》称该品能治疗"哮呷有声，卧睡不得"，以之理气宁嗽、降气定喘，可谓药证相符。尤其是该品若用于治疗肺胃热盛，肺气上逆、失其宣肃之职所引起的咳喘气粗、气逆痰喘更是有桴鼓之效。

曾治田某，男，61 岁，农民。

主因咳喘胸痛，咳吐黄痰，偶带血丝而于 1993 年 10 月 17 日求余诊治。症见患者咳喘频作，咳声洪亮，口中发臭，面红目赤，舌红苔黄腻，脉滑数。体温 37.5℃，听诊右肺偶可闻及湿性啰音。

此肺热痰喘无疑，拟清肺泄热，宣肺化痰，止咳平喘，以麻杏石甘汤合清金化痰汤加减调治。

处方：

麻黄（先煎去沫）10 克　杏仁（炒）10 克　生石膏（先煎）30 克

瓜蒌 15 克　黄芩 10 克　川贝母 10 克　山栀子 10 克　桔梗 10 克

麦冬 10 克　桑白皮 15 克　陈皮 10 克　甘草 6 克

水煎服，日 1 剂。

服药 3 剂，患者高热消退，口臭减轻，咳喘如故，舌脉从前。遂于原方中加代赭石（先煎）40克以加强清热降逆之效。继服3剂，咳喘咳痰明显减轻。再进3剂，嗽宁喘平。继以止嗽青果丸合橘红化痰丸巩固疗效。

十二、王不留行治肝炎

王不留行，苦平，入肝胃二经，具有行血调经、通经下乳之功效，常用于月经不调、闭经、难产、死胎不下及产后缺乳等。此外尚有清热解毒、消肿散结之功，还用于痈肿、乳痈、肿毒等证。笔者以味测性，根据其性味、归经、功效，常将其配入治疗各型肝炎的方剂之中，取效甚捷。

当前医疗技术突飞猛进，人们对疾病的认识不断加深，病毒性肝炎被划分为许多类型，但各型肝炎均以肝脏肿大压痛、厌恶油腻、呕恶纳呆、神疲乏力为主症，其病机关键多与湿热瘀毒有关。王不留行味苦可以燥湿，性平可以清热解毒，入肝经可以治疗肝本脏疾病，走血分可以行肝家之恶血积聚，消肿散结而软缩肝脏，阻断肝纤维化而防止肝炎向肝硬化方向传变。《本草纲目》言本品"久服轻身耐老增寿"，也就是本品可能有增强体质、提高机体免疫力的作用。与肝炎的病机正相对应，以之治疗病毒性肝炎，可谓顺理成章，药证相符。

曾治刘某，女，38岁，农民。

患乙型肝炎3年余，多方求治，自觉症状时轻时重。1989年3月12日求治于余。现症：形体消瘦，面色白，神疲乏力，纳谷不香，口唇发暗，舌质暗淡有齿痕，脉虚。化验：麝浊14单位，锌浊12单位，麝絮（++），HBsAg（+），抗-HBc（+），抗-HBs（-），HBeAg（+），抗-HBe（-）。触诊肝脏于肋下2.5cm，质软而边缘光滑。

诊断：慢性乙型肝炎。

辨证：气虚血瘀，木郁克土。

治则：益气健脾，化瘀软肝，佐以解毒。

处方：

党参15克　　黄芪30克　白术10克　柴胡6克

板蓝根30克　赤芍12克　白芍12克　丹参15克

当归 12 克　　陈皮 10 克　茯苓 10 克　威灵仙 15 克
甘草 6 克

水煎服，日 1 剂。

服药 15 剂后，患者食欲略增，气短乏力稍好，余症如故，舌脉从前。于原方加王不留行（炒）15 克，服药 10 剂，诸症减轻。以后以二诊原方为基础，略事加减，继服 30 余剂，症状消失，化验肝功复常。

十三、薤白治腹部胀痛

薤白，辛苦而温，归心、肺、胃、大肠经，功专通阳散结，下气导滞，为治疗胸痹之要药，亦可用于气滞下利、小儿痰湿咳喘。笔者从临床实践中体会到，该品治疗腹痛也有奇效，特别是腹部胀痛连及胸胁者，只要在辨证论治的基础上加入本品，无不应手而效。

曾治王某，男，32 岁，农民。

主因腹部胀痛、连及胸胁而于 1983 年 4 月 4 日求治于余。症见患者脘腹胀痛，连及胸胁，嗳腐吞酸，胃脘嘈杂不适，食欲不振，舌淡苔白，脉弦滑。

辨证：肝胃不和，食滞胃脘。

拟疏肝和胃、消食导滞之法调治。

处方：

柴胡 6 克　　　白芍 12 克　　　　香附 10 克　焦四仙各 10 克
莱菔子 15 克　延胡索（醋炒）12 克　青皮 10 克　陈皮 10 克

水煎服，日 1 剂。

服药 3 剂，证无进退，舌脉从前。二诊时原方加莪术（炒）10 克以加强消积破气之力，甘草 6 克调和诸药。服药 3 剂，疗效甚微。再诊时原方加薤白 12 克以增强下气导滞之功，服药 3 剂，诸症豁然。遂悟薤白行气止痛之力颇大，以后在临床凡遇有脘腹胀痛连及胸胁者，皆加入本品治疗，每每应手而效。

十四、路路通治顽固性荨麻疹

路路通，功专通经下乳，为产后缺乳、乳汁不通及乳痈早期的常用药。我从民间得一秘方，该品治疗顽固性荨麻疹有特效。

顽固性荨麻疹是一种非常难治的慢性变态反应性皮肤病，它虽不是什么大病，却奇痒难忍，一遇过敏原（如风、湿、冷、热、花粉等）刺激即反复发作，患者几年、几十年甚至终身都不能治愈，严重影响了患者的工作和生活、休息和睡眠。其发病机制，目前尚未完全明了。对其治疗，目前中医多用祛风除湿、活血养血法调治；西医多采用抗过敏药、激素治疗，但仅控制症状，取效一时，难以治愈。

1979年4月，临村一50多岁的女性患者得了脑血栓后遗症，半身瘫痪，言语不清，卧床不起。我隔日到她家进行1次针灸治疗。其弟潘某系县社副主任，为感激我每日辛劳，将从不轻易示人的一祖传秘方告我：一味路路通治顽固性荨麻疹有特效。他说为防秘方泄密，他平时在家都是将路路通3~5钱研成粗末让患者买回去煎汤内服。

正好当时我的一个亲戚正患有顽固性荨麻疹，每天下午见风后即出荨麻疹，瘙痒难忍，抓得遍体鳞伤。病程已有四五年，百治不效。每日靠口服氯苯那敏、苯海拉明等控制症状。我即欣然为她试治，用路路通15克煎汤内服，谁料服药当天，荨麻疹竟没有出来。继续服用5天后，多年痼疾，竟被这一味路路通所治获愈。以后在临床每遇有慢性荨麻疹患者，我即在方剂中加入路路通15克进行治疗（其实路路通一味药即可，这样做是为了防止秘方泄露）。湿偏盛者加苍术、大腹皮；血瘀偏盛者加红花、丹参；偏于血虚者加当归、白芍，屡屡获效。

十五、白芍可润肠通便

白芍酸苦微寒，归肝、脾二经，有养血敛阴、柔肝止痛、平抑肝阳之功效，临床常用于治疗肝血不足、肝阳上亢、月经不调、痛经、腹痛、腹泻、痢疾等。笔者认为：本品既能酸敛，又能苦泄，其性寒可以泄热，质润可以养阴，是治疗肠燥便秘的特效药物。

曾治杨某，男，54 岁，农民。1984 年 6 月 12 日初诊。

主诉：时常便秘，每日都须服果导片、大黄苏打片及中药番泻叶等维持大便。但有时有效，有时取效一时，有时全然无效。前医曾让其服大黄、芒硝等峻下药，也仅取效一时。腹部常感胀满，食欲不振。望其面色萎黄，舌质正常，舌苔薄黄，切其脉细略弦。

此乃习惯性便秘、阴津不足、肠燥便秘使然。

治当润肠通便，仿麻子仁丸意。

处方：

杏仁（炒）10 克　草豆蔻 10 克　白芍 10 克　大黄（后下）10 克

当归 15 克　　　　肉苁蓉 10 克　玄参 15 克　厚朴 10 克

火麻仁 10 克　　　甘草（炙）10 克

服药 3 剂，患者自觉大便顺畅，腹部痛快，非常高兴。余思白芍在此方中的作用可能不大，二诊时有意将其去掉。不料患者服了 3 剂药后来说："大便又显干结，此方效果不好，还不如原来那张方。"三诊时再把白芍加上，服药 3 剂，患者又言大便痛快。遂悟白芍确有润肠通便之功，同时还可缓解肠道痉挛。先师仲景以之治脾约，颇具深意，白芍在方中并非可有可无之陪衬，一定有很深的奥秘，只不过我们现在还没弄清罢了。以后在临床凡遇有肠燥便秘者，不管选用何方何药，必参以白芍 15 克～30 克，屡验屡效。

十六、路路通治过敏性哮喘

路路通为活血下乳之品，临床常用于月经不调、产后缺乳、乳汁不下及四肢麻木、风湿痹痛等症，笔者受一民间秘方的启发，取其抗过敏之效，常用于治疗过敏性哮喘，疗效颇佳。

曾治赵某，女，29 岁，农民。1988 年 5 月 4 日就诊。

患者自述：每逢春季哮喘即发，咳嗽痰多，甚则日不能劳，夜不能寐，苦不堪言。曾就诊于多家医院，均诊断为过敏性哮喘。中西药品服用无数，皆仅取效一时，停药即发。诊时见患者张口抬肩，喉中痰鸣辘辘，喉中满闷不适，气短艰言，食欲不振，大便溏薄，舌质淡，苔白而滑，脉弦而滑。

辨证：痰浊阻肺，肺失宣降。

治则：宣肺化痰，降气平喘。

拟射干麻黄汤加减调治。

处方：

麻黄 10 克　射干 10 克　　款冬花 10 克　细辛 6 克

紫菀 10 克　五味子 10 克　半夏 10 克　　苍术 10 克

茯苓 10 克　苏子 10 克　　白芥子 10 克　莱菔子（炒）12 克

甘草 6 克

水煎服，日 1 剂。

服药 5 剂，哮喘略减，痰鸣稍轻。但疗效不甚理想。忽忆起路路通治疗顽固性荨麻疹有效，即加路路通 10 克以加强抗过敏之效。服药 3 剂，咳喘明显减轻，再服 5 剂，喘息渐平。嘱其夏季常服人参健脾丸、冬季常服金匮肾气丸以增强机体免疫力。第二年春季，患者哮喘又发，但症状较轻。余又以射干麻黄汤加路路通治疗，5 剂而愈。

路路通治疗过敏性哮喘，方书鲜有记载，笔者试用本品治疗过敏性哮喘几十例，屡验屡效。同时用本品治疗急慢性荨麻疹数十例，亦多效验。体会到该品可能有抗过敏作用。但限于水平，笔者对其机制尚未明了，不敢妄下结论，仅将临床资料简介于此，作为引玉之砖，提出来与各位高明共同商议。

十七、人指甲善治呃逆

呃逆一证，即西医学所指的膈肌痉挛一类的疾病，临床比较常见。一般人在突然吸冷、饱食或吞咽过快时偶可引起呃逆，无须特殊处理，过一段时间会自行痊愈。若呃逆长时间不愈，则属病态。大病久病尤其是久病体虚的患者，频频发生呃逆，往往是病情严重的征兆，应当积极治疗。

壬戌年秋，余因过用抗生素刺激到胃，发生呃逆，寤则呃逆不止，寐则安然。因不是什么大病，随便服一些解痉镇静的西药，没有什么疗效，呃逆如故，十来天不愈，麻烦异常。

正值我为呃逆所苦之际，相邻的一位老翁告知：取本人指甲一段（约1～2毫米），置卷烟内，点火吸烟，呃逆可除。

余半信半疑。孰料一试之后，十来天的顽固性呃逆，竟因这一口烟而消失殆尽。以后临床凡遇有顽固性呃逆而无危险征象者，即先授予此法，多获效验。可见一些看起来难登大雅之堂的土、单、验方，却有不可估量的神奇效果。吾辈切不可因其无科学实验数据或认为无法理解而轻易弃之。

十八、桂枝治心源性哮喘

心源性哮喘多因左心衰所致，以哮喘痰鸣、不能平卧、左心室扩大、心律失常或有病理性杂音、肺部听诊有湿性啰音为主症，多伴有先天性心脏病、风湿性心脏病、二尖瓣狭窄或闭锁不全、高血压、冠心病等病史。因该种哮喘禁用麻黄碱，笔者在临床常不用麻黄而改用桂枝治疗哮喘，取效甚捷。

桂枝辛甘而温，归肺、脾、心、膀胱经，有温阳通脉、化气行水之功。《神农本草经》谓之"主上气咳逆，结气、喉痹、吐酸"，以之治心源性哮喘，药证相符。

曾治刘某，男，54岁，农民。

患冠心病5年有余，近来心悸气短加重。咳喘咳痰，动则喘甚，不能平卧，听诊肺部有广泛的湿啰音，心脏各瓣膜听诊区频发二联率、三联率。咽喉肿痛，舌质暗淡，舌苔白腻，脉结代。

诊断为心源性哮喘。经静脉滴注青霉素、毛花苷C、喘定、黄芪注射液，口服慢心率、氨茶碱等治疗3日，三联率、二联率发作明显减少，但咳逆喘息如故。即改用中药治疗。

中医辨证：心阳不振，寒饮射肺。

拟以温阳化饮之法调治。

因系心源性哮喘，不敢妄用麻黄。

处方：

射干 10 克　　干姜 10 克　细辛 6 克　　　款冬花 10 克

五味子 10 克　半夏 10 克　桑白皮 15 克　瓜蒌 30 克

薤白 10 克　　甘草 6 克

水煎服，日 1 剂。

服药 3 剂，证无进退，舌脉从前。余思可能系心律失常之故，遂改用炙甘草汤加味治疗。

处方：

炙甘草 12 克　党参 10 克　　　干姜 10 克　麦冬 10 克

生地黄 10 克　阿胶（烊）10 克　射干 10 克　瓜蒌 30 克

薤白 10 克　　川贝母 10 克　　苦参 30 克　陈皮 10 克

因患者咽喉肿痛，未敢用桂枝。服药 3 剂，疗效仍不理想。我想可能是心阳不振之故。但古云咽痛不能用桂枝，可能是嫌桂枝辛温助火，即以金银花 15 克监制其温燥之性，继续服药，3 剂知，6 剂除。遂悟此药振奋心阳，化气行水。为治疗心源性哮喘之要药。以后凡遇心源性哮喘患者，不管采用何法治疗，皆参桂枝，事半功倍。

十九、茄子根可治牙痛

1981 年秋，笔者赴山西侯马市参加全国第八期痔全息治疗技术培训班，与阳泉市老中医王子愈住一个宿舍。老先生是一个个体开业医生，为人宽厚，善于交友，而且很健谈，讲起话来头头是道。很快，我们就成了无话不谈的忘年好友。老先生知识渊博，经验丰富，对中医的许多奇方异术如"离骨散""灵龟八法""子午流注"颇有研究。

有一次，他告诉我说：茄子根用白马尿浸泡一天一夜后能治牙痛，并风趣地说："茄子根，白马尿，在一块一凑是好药。"当时我不以为然，认为这种土办法既不卫生，也不雅观，是江湖郎中惯用的伎俩，为正规医生所不齿。

1983 年 8 月 19 日，患者尤某牙痛剧烈，服西药螺旋霉素、甲硝唑、布洛芬、氨酚待因片及中药不能止住痛，痛得他抱头唏嘘，口含凉水以图暂安。我见状也无计可施。就将这个土办法告诉了他，问他愿意不愿意试试？他当时就说："只要让我不痛了，吃泡大粪我也愿意。"果然，他当天就用白马尿浸泡了一把茄子根，第三天他高兴地来告诉我："自喝了白马尿浸泡的茄子根所煎的药汤后，牙齿已彻底不痛了。"

二十、白芥子外用治疗鼻源性头痛

我们当地有一名医生，治疗儿童因慢性鼻窦炎、鼻旁窦炎引起的头痛出了名。每日里车水马龙，门庭若市。他的治疗手段很特别，是在一小块胶布上撒少许药粉，然后贴在印堂穴上。1周后揭开胶布，会有少许脓性分泌物附着在皮肤上。他就会对患儿的家长说："鼻窦腔内的脓液我给拔出来了，这回孩子的鼻窦炎彻底好了。"

只要稍微有点医学知识的人都知道，这是一种忽悠人的说法，目的是骗取患者家长的信任。但这种治疗方法简便，没有痛苦，患儿乐于接受。再加上每天有额头上贴了胶布的孩子做活体广告，因而越传越神，名声大噪。

我生性固执，遇事愿求个所以然，说什么也要弄清这药面是什么东西。找人家去问，人家肯定不会说。找患儿家长打探，也肯定弄不出个所以然来。

苦思月余，忽然想到白芥子有一定刺激性，是不是白芥子研的药面呢？我即将白芥子研成细末，找来十多个患儿来试，果然奏效。我想按摩印堂穴可祛风热，宁神志，有治疗头痛、眩晕和鼻窦炎、鼻炎的作用，再加上白芥子的慢性刺激，尽管它的远期疗效不怎么肯定，但它确有较好的近期疗效。

二十一、瓜蒂可治疗黄疸

瓜蒂，性寒味苦，有小毒，入胃经。功善催吐，能吐各种不洁食物、毒物、热痰食积，并能治疗风痛，去息肉，疗黄疸。笔者取其性寒味苦之性、善走阳明之功，炒焦研极细末，吹鼻外用治疗湿热黄疸，每每奏效。

1980年春季，当地流行急性黄疸型（可能是甲型）肝炎。我所在的一个不足7000人的小公社（也就是现在的乡），感染者不下百人。当时临县（新乐）有一个老太太，不知从哪里搞到了一个所谓的"民间秘方"：用一包药面吹入患者的鼻腔内，不一会儿就有大量的黄色涕液流出，吹几次慢慢的黄疸的颜色也就变淡了。

因那时肝炎大流行，像板蓝根、鸡骨草、葡醛内酯等药品均已断货，加上人们的恐惧心理，求她买药的人络绎不绝。她趁机大发国难财，一包不过1克的药面，她当时就卖15元（相当于现在的四五十元），因此富甲一方。

我庆幸自己没有被感染，但为了弄清药面的真相，我也从患者手中要来一包刚从她那里买来的药面，倒入自己的鼻腔一试，果然，不一会儿鼻腔内即有大量的黄色涕液流出，淋沥不断，一天一夜都不能自止。

我便查阅大量的医书，从《本草纲目》中知甜瓜蒂有治疗黄疸的记载，而其用法是搐鼻取黄水或揩牙追涎。随即从老乡那里找来一些甜瓜蒂，炒至微黄，研成细末，用于十几个患者，皆有良好退黄的近期效果。

二十二、三棱可消食化滞

三棱苦平，入肝、脾二经。有破气破血之功，善于破积聚，消癥瘕。临床常用于肝脾肿大、腹腔肿瘤、妇女经闭及腹腔内肿块等。我受张元素用本品治疗"心膈痛，饮食不消"的启发，试用本品治疗食滞胃脘、胸膈满闷、嘈杂呕恶、嗳腐吞酸等症时，常常配入本品，取效甚捷。

1984年秋季，一樊姓女性患者因食滞不化、胃脘痞闷不舒从远道而来求我诊治。我先用保和丸加延胡索、高良姜、香橼、陈皮等治疗无效；再用人参健脾丸加焦槟榔、白芍、大黄、乌药等治疗无功。一筹莫展，苦无良策。

忽忆起《本草纲目》有张元素用荆三棱治疗"饮食不消"的记载，遂以人参健脾丸为主方，加焦槟榔10克、大黄6克、白芍10克、乌药10克、炒三棱10克。孰料服药3剂，竟然痊愈。由此悟到三棱除具有破血破气的作用外，尚有消食导滞之功。以后在临床凡遇有食滞胃脘、嘈杂难受、嗳腐吞酸、胸脘痞满的患者，皆在辨证论治的基础上，参以炒三棱进行治疗，每每获效。

二十三、防风外用可治蚊虫叮伤

防风味辛甘而性微温，入肝、脾、膀胱经，能散风发表，胜湿止痛，临床常用于感冒，热病初起，关节、肌肉风湿痛，神经性头痛，破伤风及砒霜类药物中毒等。我在临床常取之煎浓汤外洗治疗蚊虫叮伤，往往药到病除。

1981年夏季，农民王某下田劳动，不慎被斑蝥叮伤了右手，整个手肿得像馒头，痛痒难忍，求我想办法治疗，我先用"风油精""氟轻松"为其治疗，毫无疗效，第二天反倒肿得更加厉害。我想防风能够解诸药毒，解野菌毒，是否也能解虫毒呢？即予防风二两，让其煎成浓汤，熏洗患处，第三天他又来我处说：熏洗后患处基本上不肿了，痛痒感也基本上没有了。我让他再取防风二两回去煎汤继续熏洗，右手红肿痒痛随之消失。以后在临床凡遇到蚊虫叮伤的患者，我皆以此法调治，无不应手而效。

第六章 古方新用

一、梅花点舌丹降压

梅花点舌丹由藏红花、珍珠、麝香、熊胆、血竭、冰片、蟾酥、沉香、葶苈子、牛黄等组成，功专清热解毒、活血止痛，用于各种恶疮初起、无名肿毒、疔疮发背及牙痛、口疮、乳蛾等症。笔者根据其药物成分及功效，常用之治疗高血压，多有效验。

考梅花点舌丹有乳香、没药、红花、血竭活血化瘀；珍珠、冰片、熊胆清热凉血；硼砂、牛黄清热化痰；朱砂镇惊安神；麝香芳香开窍；沉香降气；葶苈子利尿。诸药合用，可起凉血化瘀、利水化痰、升清降浊之效，使头目清利，血压下降。尤其对消除因高血压引起的头晕头痛、面红目赤、心烦失眠等症有特殊疗效。

曾治田某，男，48岁，教师。

头晕头胀，血压偏高1年余，屡服降压药，或仅取效一时，或取效甚微。1992年7月1日求余诊治。测得其血压160/90mmHg，即予卡托普利50mg，普萘洛尔20mg，每日3次。服药3日后，血压如故。遂细把其脉，弦数有力，问知心烦口苦，睡眠欠佳，望其面红目赤，舌质偏红，苔薄黄。

乃悟此证系心肝火盛、血热上攻清窍、清阳不升、浊阴不降使然。我原想用清肝泻火的汤药治疗，但患者不愿服汤药。考虑再三，我即用龙胆泻肝片加尼群地平治疗，服用五六天后，效果也不突出，即予梅花点舌丹1瓶，每日3次，每次2丸。服药3日，血压降至120/80mmHg。

又治尤某，女，50岁，农民。

患者患高血压两年，屡服降压药、血管扩张剂，仅取效一时。1993 年 8 月 24 日来我处就诊。查血压 150/110mmHg，舌质偏红，苔薄白而干，脉弦数。自述心烦易怒，睡眠不佳，头晕眼花，口苦咽干，食欲不振，手足心热，大便干结。

诊断：眩晕。

辨证：血热内扰，肝阳上亢，清阳不升，浊阴不降。

治宜清热凉血，平肝泻火。因患者不愿服汤药，予梅花点舌丹，每日 3 次，每次 2 丸。连服十余日，血压降至 120/80mmHg。口苦咽干、心烦便结等症随之消失。

梅花点舌丹适用于血热内扰、肝阳上亢、清阳不升、浊阴不降之高血压。其临床应用指征为：

（1）血压偏高，但高之不甚，伴头胀、头晕、头昏。

（2）有血热内盛之象，如面红目赤、口干口苦、心烦失眠等症。

（3）舌质红或绛，舌苔薄黄或薄白而干，脉弦数或洪数。

注意：孕妇及体虚便溏者应慎用。

二、乌鸡白凤丸治血痹

血痹一证，以身体局部麻木不仁，甚或疼痛为特征，主要症状为肢体一侧或双侧麻木，甚则发生游走性疼痛，脉微而涩紧。病由气血内虚，或劳倦汗出，或当风睡卧，邪气乘虚而入，致气血痹阻不通所致。《金匮要略·血痹虚劳病脉证并治》云："血痹阴阳俱微，寸口关上微，尺中小紧，外症身体不仁，如风痹状，黄芪桂枝五物汤主之。"我在临床对其轻者常取乌鸡白凤丸治之，每每获效。

乌鸡白凤丸为妇科良药，具有补气血、清虚热之功效，由乌鸡骨、山药、黄芪、白术、党参、茯苓、川芎、当归、白芍、牡丹皮、熟地黄、五味子组成。该方以乌鸡骨调补气血为主药，配党参、黄芪、白术、茯苓、山药健脾益气，当归、熟地黄、川芎、牡丹皮补血活血，本药可使气血得补而不滞涩，活血通脉而不伤正。同时该方绝大多数药物为甘药，符合《灵枢·邪气脏腑病形》所谓"阴阳形气俱不足，勿取以针，而调以甘药"的治疗法则，用于治疗血痹，可谓药证相符。

曾治田某，女，30岁，农民。1990年4月4日就诊。

手足麻木近1个月，在县医院诊断为末梢神经炎。屡进维生素 B_1、腺苷辅酶维生素 B_{12}、ATP 等西药及多剂中药（具体药物不详）效果不佳。现症：手足麻木，劳甚则重，食欲不振，形体肥胖，精神不振，面色萎黄，舌质淡而胖大，舌苔薄白，脉涩。

诊断：血痹。

辨证：气血双亏，血行滞涩。

治宜气血双补，活血通痹。

以乌鸡白凤丸每日3次，每次1丸。服完两盒，手足麻木即减，再服3盒，手足麻木全消。随访两年，未见复发。

又治王某，男，44岁，教师。

因手足麻木，时有疼痛半年，多方求治不愈而于1992年6月14日求余诊治。现症：左侧手足麻木，轻触即有痛感，自觉精神不振，倦怠嗜卧，舌质淡，舌苔薄白，脉象微细。

诊断：血痹。

辨证：气血不足，血行滞涩。

治宜气血双补，活血通痹。

予乌鸡白凤丸口服，每日3次，每次1丸。

服药5日，患者自觉精神倍增，手足麻木感大减。继服10日，豁然痊愈。随访1年，未见复发。

笔者从医40多年来，认为乌鸡白凤丸对营卫气血俱损、血行滞涩之血痹证，疗效确切。其适应证为：

（1）肢体或身体局部麻木不仁或呈血痹样疼痛。

（2）体倦乏力，精神萎靡不振。

（3）面色萎黄或㿠白。

（4）舌质淡或偏暗，脉象微细或涩。

三、补中益气汤治疗遗尿

遗尿，以睡而尿床、毫无知觉为特征。小儿因神明未开，夜间遗尿不算病态，成年人因过度劳累，偶有 1 次也不要紧。若长期夜间尿床则为病象，应积极治疗。对于遗尿的治疗，历代医家多从肾虚不固论治，但验之临床，效与愿违者往往屡见不鲜。笔者根据原石家庄地区人民医院老中医李居安老师的临床经验，采用补中益气汤重加白芍治疗遗尿十余例，皆有效验。兹冒昧介绍于下，权充医林一草。

遗尿，固然与肾气不固、膀胱失约有关。打小养成的遗尿陋习，多因于此。但中气下陷，气虚无力，膀胱失其统摄水道之功，也是导致遗尿的重要原因之一。成年人，特别是中老年人，过度劳累后引发尿床，久治不愈造成遗尿者，临床并不少见。补中益气汤补气升阳举陷，是治疗气虚遗尿的理想方剂。白芍强五脏、补肾气、利膀胱，同白术健脾，同人参补气，是协同补中益气汤治疗气虚遗尿的最可靠药物。

曾治顾某，男，28 岁，农民。

幼患遗尿，10 岁后不治自愈。1 年前因过度劳累诱发，曾多方求治，服"金匮肾气丸""缩泉丸"及中药"桑螵蛸"无数，毫无成效。1983 年 8 月 18 日来我处就诊。患者自述：近 1 年来，遗尿时发时止，每逢劳累则遗尿更甚，素常饮食欠佳，精神萎靡，体力较差，没有年轻人的活泼心态。诊见患者面色萎黄，舌质淡，舌体胖大，脉象细弱。

此先天不足、后天失养、劳倦伤脾、膀胱失约之故。

拟补中益气汤合缩泉丸加减调治。

处方：

黄芪 30 克　　党参 15 克　　白术 10 克　　山药 10 克

桑螵蛸 10 克　山茱萸 10 克　当归 10 克　　白芍 15 克

陈皮 10 克　　柴胡 3 克　　升麻 3 克　　甘草 6 克

水煎服，日 1 剂。

服药 10 剂后，遗尿明显减轻。原方去陈皮加菟丝子 10 克，隔日 1 剂。又服近 20 剂，遗尿消失。继以补中益气丸以善其后。

又治刘某，男，46 岁，农民。

患遗尿近两年，于 1990 年 4 月 11 日求我诊治。自幼没有遗尿的毛病，不知怎的 1 年前偶发遗尿，时作时止，劳累则发，农忙季节每夜必发。伴见心慌气短、精神疲惫、体力不支、食欲不振等症，舌淡有齿痕，苔薄白，脉弱。

此气虚下陷、膀胱失约之遗尿，拟益气健脾、升阳举陷。

处方：

黄芪 30 克　党参 15 克　白术 10 克　当归 10 克

升麻 3 克　　柴胡 3 克　　白芍 15 克　甘草 6 克

水煎服，日 1 剂。

服药约 20 剂，遗尿消失，精神焕发。随访两年，未见复发。

中医认为：肾为先天之本，职司二便。遗尿从肾论治，千古同声，已成定论。书刊也少有以补中益气汤为主治疗遗尿的报道。殊不知脾为后天之本，先天之精需赖后天之精的不断充养才不致枯竭。补中益气汤虽为升阳举陷之剂，实有健脾益气之功。服用本方后，下陷之清气得以复位，后天之气血精微得以补充，后天之精得充，先天之精得养，肾气健旺，膀胱岂有失约之理。

补中益气汤治疗遗尿的应用指征为：

（1）成年人遗尿，劳累则重。

（2）有气虚下陷之征，如头晕、眼花、气短、乏力、腹部坠胀，甚或内脏下垂。

（3）有脾气不足之象如食欲不振、四肢倦怠、精神不振等。

（4）舌质淡，苔薄白，脉弱。

四、人参归脾丸治心肌缺血

心肌缺血是缺血性心肌病的特有症状，临床表现复杂多样，但其主要表现为心悸、心慌、气短、动则为甚。对其治疗，西医多采用血管扩张剂、中医多采用活血化瘀药治疗。其中疗效显著者有之，疗效甚微者也有之。笔者常根据患者的临床症状和辨证施治的原则，在活血化瘀的同时，参以人参归脾丸治疗，每每获效。

曾治孙某，女，48 岁，农民。

患者因心慌、气短、胸闷到某医院做心电图检查，诊断为心肌缺血。口服异山梨酯、复方丹参片、合心爽、地奥心血康等药物，疗效甚微。于 1991 年 9 月 17 日求我诊治。见患者心慌、心悸、胸闷、气短，面色㿠白，舌质淡，舌体瘦小，脉沉细。

诊断：胸痹。

辨证：气血双亏，心脉瘀阻，心失所养。

治宜气血双补，活血化瘀，养心安神。以复方丹参片，每日 2 次，每次 4 片；人参归脾丸每日 2 次，每次 1 丸。并告诉患者此系慢性病证，一定要坚持长期服药。患者遵嘱而行，半年后自觉心悸、胸闷消失，复查心电图，竟然痊愈。这样的结果，也是我始料不及的。

又治郭某，男，55 岁，农民。1991 年 12 月 25 日就诊。

素患冠心病、心肌缺血，每逢劳累则心悸、心慌、气短。多方求治，疗效甚微，逐渐丧失了重体力劳动的能力，仅在家中干些扫地喂猪、帮灶看孩子之类的轻活。每日靠异山梨酯、复方丹参片等维持。近 10 天来，症状加重，稍一活动则心悸难忍，已输液 7 天，疗效不显著。观其面色萎黄，说话无力，精神萎靡，气短不足以息，双下肢浮肿；问知患者食欲不振，呕恶纳呆，舌质暗淡，舌苔薄白，脉象结代。

此为气血不足、心失所养、心脉瘀阻之故。

以人参归脾丸 1 盒，每日 2 次，每次 1 丸；血府逐瘀胶囊 1 盒，每日 2 次，每次 4 丸，服药 5 天，患者即恢复轻体力活动，又各服 2 盒，患者竟能下田干些不太劳累的农活。

可见中西医结合的关键，绝不是以中医的理论解释西医的理法，也不是用西医的理论解释中医理法的简单互释，更不是中西药杂用那样简单地罗列组合，而是把西医学在仪器设备下诊断的疾病，用中医的理法方药重新进行分析归纳，然后根据中医辨证与西医辨病相结合的原则，确定治疗方法，或单独应用中药，或中西药联合应用。如果应用得当，有时确实会出现中西医都无法解释的奇迹。

应用人参归脾丸治疗心肌缺血需具备以下条件：

（1）患者应有心脾两虚的症状，如心悸、气短、食欲不振，肢体倦怠、精神萎靡等。

（2）没有心肝热盛的症状，如心烦、口苦、苔黄脉数等。

（3）一般应与活血化瘀法联合应用。

（4）眼睑苍白，舌淡脉细。

五、六味地黄丸治牙痛

六味地黄丸为仲景名方，功专滋阴补肾。临床常用于腰痛、腰膝酸软、手足心热、低热盗汗、齿松发脱、舌红无苔、脉细数等症。我在临床取其滋阴降火之效，常用于治疗肾虚牙痛，每每获效。

曾治吴某，男，37岁，干部。

因牙痛七八日，服用布洛芬、牙痛安、氨酚待因片、甲硝唑、螺旋霉素及中药无效。1998年12月25日求我诊治。牙痛不甚，牙齿松动，下牙痛甚，舌质偏红，苔薄白少津，脉细。

辨证：肾阴不足，虚火上扰。

治宜滋阴补肾，降火止痛。以六味地黄丸2盒，每日2次，每次1丸。至药服完，牙痛已消。

又治胡某，女，46岁，农民。

因牙痛1周，村医用螺旋霉素、甲硝唑、牙痛安、索米痛片等治疗无效而求我治疗，问知患者下门牙疼痛，自感牙齿变长，咀嚼受碍，舌质偏红，苔薄白，脉象沉细。

此为尖周炎，乃肾水不足、虚火上炎之故，以六味地黄丸和甲硝唑、牙痛安治疗3日而愈。

六味地黄丸治疗牙痛应具备以下特征：

（1）牙痛不甚，牙齿松动。

（2）无实火之症如口苦、苔黄、脉洪大等。

（3）有肾阴不足之象，如腰膝酸软，手足心热，低热盗汗等。

（4）舌红无苔或少苔，脉象细数。

六、大黄䗪虫丸治局部剧痛

大黄䗪虫丸为破血祛瘀的孟浪之药，临床常用于癥瘕积聚、妇女经闭、肌肤甲错、跌打损伤、瘀热发狂等。我根据"痛则不通，不通则痛"的原则，试用本品治疗身体局部疼痛，疗效满意。

曾治杨某，男，48 岁，干部。2006 年 3 月 12 日就诊。

足背疼痛，痛势剧烈而拒揉按，痛甚则想号啕大哭，走路跛行。舌苔、脉象并无特别之处。我想不通则痛，且这位患者痛势剧烈而不喜揉按，且痛有定处，必是瘀血作祟。此例患者新病初发，须用孟浪之剂猛攻之。以大黄䗪虫丸 2 盒，每日 3 次，每次 2 丸。药尽痛止。

又有贾亚夫老先生治疗严某颈痛一案，1975 年 8 月的一天，农民严某因颈部疼痛，痛势剧烈而不喜揉按，转侧困难，求贾老诊治。先生经过一番诊断，开了 1 盒大黄䗪虫丸。等患者回家服药时，发现说明书是治疗妇女经闭的药物，以为先生开错了药，于是找回来询问缘由。先生笑答曰："回家放心服药后就知道效果了。"患者遵嘱而行，果然药尽病除。

大黄䗪虫丸治疗局部疼痛，经我们师徒几十年临床验证，疗效可靠。但患者一般疼痛剧烈，不会等到舌苔、脉象显了瘀滞之象才来就诊，个人认为：凡局部剧痛拒按，痛有定处，即可放胆应用。不必拘泥于舌苔、脉象而疑虑重重。

七、柴胡注射液和七珍丹治疗腮腺炎

1996 年春季，本地流行性腮腺炎肆虐，全乡 80% 的 1 ～ 10 岁的儿童都被感染。一天下午，单位的板蓝根冲剂、利巴韦林、吗啉胍等抗病毒药都已售罄，而患儿还是不断来诊。总得想办法找一种替代品来应付，西药已无药可用，用中药治疗，儿童很难接受，似乎又不太现实。

流行性腮腺炎的发生部位正当足少阳胆经循行之处，柴胡是足少阳胆经的重要药物，有发散风热、引诸药归于本经之效。而流行性腮腺炎初期多有高热之象，故想到了用柴胡注射液。但是柴胡注射液没有抗病毒的作用，单位有梅花点舌丹和七珍丹似乎可用。我就取几例患儿用柴胡注射液和七珍丹治疗；取几例患儿用柴胡注射液和梅花点舌丹治疗以观察疗效。

两天后患儿复诊，用梅花点舌丹的一组患儿没什么明显疗效，而用七珍丹的一组患儿明显减轻，效果似乎比用板蓝根、利巴韦林还要好，即继续用柴胡注射液和七珍丹治疗至痊愈。

考七珍丹为儿科良药，有清热化积之效，临床常用于小儿目赤发热、消化不良、口舌生疮等症。常言道：你的孩子若要安，每月请服七珍丹。其和柴胡注射液合用后治疗流行性腮腺炎可起到热退肿消之效，是否能起到抗病毒的作用值得商榷。

第七章 读书札记

一、泰、否、生命节律与养生

泰，阴上阳下，地气承于上，天气降于下，天地间阴阳二气上下相交，水火相济，是自然界万事万物交济协调之吉象。生物能量代谢在此期处于最稳定阶段，机体兴奋性最低，能量消耗最少；否，阳上阴下，地气不能上承，天气不能下降，天地间阴阳二气不交，水火不容，是自然界万事万物不相协调、抗争不通之危象。生物能量代谢在此期处于最活跃阶段，机体兴奋性最高，能量消耗最多。若将此二卦放于太极图上，则"泰"为阴外阳内，"否"为阳外阴内。由此联想，在人类生命活动的进程中，如果属阴的营血在较长的时间内循行于体表，属阳的卫气在较长的时间内循行于内脏，使人体的生命节律在较长的时间内处于"泰"卦状态，就有可能在最大程度上降低人体的能量消耗，推迟细胞的衰老，延长人类的寿命。

《灵枢·营卫生会》最早描述的人体生命活动节律是：营行脉中，卫行脉外。卫气昼日行于阳二十五度，夜间行于阴二十五度，营卫之气五十度而复大会。卫阳入于阴，于"泰"卦相应，阴主静，人就寐。此时人体不劳于事，阳气不乱，阴气不动，此时人体营养消耗达最低阈值，细胞分裂缓慢，能量代谢同化大于异化。卫气出于阴，于"否"卦相应，阳主动，人始寤。即劳于事，阳气耗散，扰动阴气，此时人体营养消耗达最高阈值。细胞分裂加速，能量代谢同化小于异化。

如果卫气的运行能遵循昼夜各二十五度——即"泰否平衡"的节律运行，就能达到人体生命的自然寿数，"度百岁乃去"。然而，人类总是在不断地作践自己，出生以后，由于受自然环境和社会因素的共同影响，为达到自己的某种欲望和要求而过度烦劳，扰动阳气，使人体的卫阳在较长的时间内循行于体表，逐渐从"泰"多"否"少的节律向"否"多"泰"少的节律移动，致使人体的能量代谢不断加剧，细胞分裂不断加快，因而年未半百而精气动作皆衰，难以"尽终其天年"。

男女媾精，人居胞宫之中，被动接受母体的营养，精明未开，阳光未见，不知七情六欲，终日昏昏沉沉，头脑混沌。仅有少量蠕动，卫气潜伏于肾，脏气尚未生发，只有一腔营血循行于胎体内外，生命节律基本处于"泰"卦阶段，能量代谢以同化为主。故此期生机内蕴，勃勃待发。人出生后，受自然环境的刺激，呱呱啼哭，手舞足蹈，自此成了一个独立的系统，需靠自身本能活动获取营养，人一活动，卫气应之而循行于营血之外，营血相对潜行于体内，生命节律逐渐向"否"卦状态转变，机体能量代谢开始活跃。但从婴儿期一直到少年期，人的睡眠时间长于活动时间，生命节律"泰"多于"否"，能量代谢同化大于异化。此时人体精血充沛，生机旺盛，发育迅速。从青春期一直到壮年期，人需要 10～12 小时的睡眠，人体生命节律基本处于"泰""否"平衡的阶段，此时新陈代谢同化异化基本相等，此时人体精血旺盛，精力充沛，动作矫健。从中年开始一直到老年阶段，人的睡眠时间逐渐缩短，活动时间逐渐延长，生命节律"泰"阶段一日少于一日，"否"阶段一日多于一日，机体能量代谢日趋活跃，同化逐渐小于异化，人的精血逐渐耗尽，精力逐渐衰减，动作逐渐迟钝，一直到"泰"尽"否"极，生命活动停止。

在自然界常见此种现象，动物可以冬眠数月不吃不喝而生命不息；人体可冰冻数十年、数百年而能复苏。从根本上讲就是人或动物在此期处于睡眠期，卫阳入营血而潜行于内脏，生命节律基本处于"泰"卦阶段，机体兴奋性全无，能量代谢稳定而缓慢，异化基本停止，细胞分裂基本停止，此期尽管没有能量补充，也足以维持生命且可以延缓细胞衰老。

从以上分析可知，如何采取非中枢抑制药物，适当延长人类的睡眠时间，抑"否"扶"泰"，从生命节律上真正做到返璞归真，乃是养生学今后应当积极探讨的一个新的课题。这一目标如果真的能够实现，养生者就有可能达到《素问·上古天真论》所提出的"恬淡虚无，精神内守，真气存之"
的境界而延长寿命。

二、激惹配伍论

笔者在临床实践中发现微量使用某些药物后能激发与该药药性相反的药
物的性能。通过分析一些古方的配伍法度，参考古今一些名医验案，拜访一
些学验俱丰的中医前辈并经自己多年的临床验证，引申总结出中药的激惹配
伍法。兹简论于下。

1.定义及概述

激，即刺激之意；惹，即刺激使其发作之意。激惹，谓用一种微不足道
的力量与对方抗争，非但不能阻遏对方的势力，反而能激发增加对方的性
能。中药激惹配伍法是指在一味或一组药性相同的药物中配入一种或一组剂
量相对微量的性能相反的药物（如在治疗寒证时在大队的温热药物中配入微
量的寒性药物；在治疗热证时在大队的寒凉药物中配入微量的温热药物；在
降逆的方剂中加入少许升发药物等），以激发该味或该组药物的性能，提高
方剂疗效的一种配伍方法。若在治疗虚损的药物中配入一味或一组相对大剂
量的与主药补益性能不同但二者在人体生理功能上却有互根关系的药物（如
在补血的方剂中配入大剂量的补气药物；在补阳的方剂中配入大剂量的滋阴
药物等），由主药激发其性能后使之反过来协从主药发挥疗效的配伍方法称
为反激配伍法，也是激惹配伍法的一种形式。

中药激惹配伍法适用于疾病证候的病机趋向单一或相同的任何病证。起
激惹作用的药物，一般在方剂中不起治疗作用，也可以根据病情酌选一些能
起激惹作用、能治疗兼证的药物以增强方剂的疗效。

药物的激惹配伍法与寒温并用及反佐配伍法有着本质的区别。寒温并用
是根据病情寒热错杂而确立的一种正治方法，方剂的药性也是寒温皆有；激
惹配伍法是针对疾病的病机趋向单一或相同的病证而设立的一种正治方法，
它虽然在方剂中配入了性能相反的两种药物，但方剂的性能仍趋向一个方

向，没有明显分歧。反佐配伍法适用于病势拒药须加以从治者，即在寒凉的方剂中配入少量的温热药物，在温热的方剂中配入少量的寒凉药物以消除在治疗时出现的寒热格拒、药不能进的现象，是"因病气之甚而为从治之用"；激惹配伍法适用于病机趋向单一或相同者，即在方剂中配入微量的性能相反的药物以激发主药的性能，不管有无病势拒药之象均可应用。二者用量的区别点在于"少量"与"微量"。

2. 临床应用举例

（1）胃火上炎加温热药物案

李某，男，26岁，工人。1983年6月10日就诊。

患口疮两年有余，时愈时发。今年5月口疮复发，连用抗生素、小檗碱、维生素B$_2$及清热泻火之中药治疗，证无进退。

现症：牙龈及舌尖偏右有大小约0.2cm×0.3cm大小的溃疡面3个，四周红肿高突。口苦而臭，舌红苔白而欠润，脉数有力。

脉证合参，胃火上炎之象昭然。拟清胃散加味调治。

处方：

黄连10克　　升麻10克　　　　　当归10克　　　　生地黄10克

牡丹皮10克　生石膏（先煎）30克　大黄（后下）10克　龙胆草10克

生甘草6克

水煎服，日1剂。外用五倍子10克、冰片6克为细末涂于溃疡面上，一日2～3次。

治疗5日，患者口苦口臭感略减，余症从前。吾一筹莫展，百思不得其解。患者胃火上炎之象昭然，并无他象可辨。为何药证相符，不见效果？苦思无良策，忽忆起在石家庄人民医院进修期间，李居安老先生曾教导我说："口疮严重或日久不愈者，治疗非常棘手。若辨证为胃火亢盛而无其他征象者，必须于清胃泻火的方剂中加入少量干姜，方能奏效。"我问其机制，他答曰："系经验之谈。"遂原方不动，加干姜3克以试之。服药3剂，果然奏效，继服3剂，口疮竟平。以后在临床凡遇有胃火亢盛之口疮病者，皆在清胃泻火的方剂中加少量干姜以激发药性，屡用屡效。

（2）胃虚气逆加降气药反致腹胀案

刘某，女，45 岁，河北曲阳人，农民。

患呃逆已近半年，多方求治，未见成效。腹部饱胀，食欲不振，饥不思食，食后呕吐，形体瘦弱，气短乏力。于 1982 年 6 月 19 日就诊。症如上述，舌质红无苔，脉细弱。

证属气阴两虚、胃气上逆。

拟以益气养阴降逆之法调治。

处方：

太子参 10 克　　　麦冬 12 克　　金石斛 12 克　半夏 10 克

代赭石（包煎）30 克　竹茹 10 克　　焦槟榔 10 克　焦山楂 10 克

焦神曲 10 克　　　焦麦芽 10 克　　白芍 10 克　　甘草 6 克

服药 5 剂后，患者呃逆略减，余症如故。我思可能是降气药力稍损之故，遂于原方加沉香（后下）6 克。又服药 3 剂，患者来述，服药后腹部胀闷不适更甚。舌脉从前。我想沉香虽为降气药，但质地较轻，可能略显升浮之性。少量应用后非但不能发挥其降气之效，反而激发、增加了太子参等品的补益固涩之性。想到此，我即有意将方中的沉香去掉，再进 3 剂，腹胀感减轻。再将沉香在方中加为 12 克（后下），又服 3 剂，诸症减轻。以后以四诊原方为基础，略事加减，服药 10 剂而愈。

（3）气逆加升发药物案

赵某，女，53 岁，农民。

患者自觉大趾内侧有气经两腿内侧上攻少腹，继则心悸、心慌、头痛、头晕、腹胀、嗳气、失眠多梦、心绪烦乱、食欲不振，每日发作 1 次。经县医院、省二院多次理化检验，未发现器质性病变而诊断为神经症。

历时五载，各级医院、大小诊所求医多次，中西药品服用无数，有的取效一时，有的全然无效。于 1996 年 10 月 10 日邀余赴诊。患者面色苍白，语声怯弱，目光呆滞，眼睑苍白，食欲不振，时有干呕，形体干瘦，述病情时短气不足以息，因久治不愈，卧病在床。舌质淡，苔薄白，脉细略弦。

四诊合参，此证属血海不足、冲脉之气上逆之故。

拟养血降逆镇冲之法调治。

处方：

黄芪 50 克　当归 10 克　白芍 15 克　熟地黄 10 克

沉香 10 克（后下）　川牛膝 30 克　龙骨（包煎）30 克　牡蛎（包煎）30 克

磁石（包煎）30 克　酸枣仁（炒）30 克　半夏 10 克　甘草 6 克

水煎服，日 1 剂。

10 月 14 日复诊：服药后气冲少腹如故，心悸心烦更甚。思之良久，药证相符，不宜更法。遂于原方中加柴胡 3 克以激发药性，又服药 3 剂。10 月 18 日家属代述，服药后仍气逆上冲，但势力大减，余症皆轻。效不更方，二诊原方继进 10 剂，诸症豁然。

3. 结语

"中药激惹配伍法"是我在十几年临床经验教训的基础上，复加上千例患者的临床验证而总结出来的一种正治方法。自悟出这一奥秘后，二十年来，在临床凡遇有疾病的病机趋向单一或相同的病证，即在方剂中加入微量的与方剂中主药药性相反的药物以激发药性，皆取得了事半功倍的效果。

在浩瀚无垠的中医学海中，有大量的暗寓激惹配伍法的案例。唐代孙思邈的《备急千金要方》有许多反、激、逆、从之法；张石顽的《千金方衍义》对反激之法也有所发挥；明代虞抟的《医学正传》中讲到在用补中益气汤治疗中气下陷疗效不理想时可配入少量附片；清代名医叶天士在治疗脾胃升降失常时，往往于升脾时兼以降胃，降胃时参以升脾，治疗滑精也反对一味固涩，认为"精关已滑，涩剂不能取效，必以滑药引导"。近贤张锡纯在《医学衷中参西录》中也载有在重镇降逆的方剂中配入柴胡治愈胃气上逆的患者的案例。可见中药激惹配伍法是历代医家都在临床常用而又没有明讲直叙的一种配伍方法，它能解释中医方剂学中许多悬而未决的配伍疑案，使方剂解释多出一途，自笔者在临床悟出这一奥秘后，几十年来，经过数千例患者的反复临床验证，这种相反相成的治疗方法确能激发主药更好地发挥疗效，提高治愈率。

选用激惹药物时应根据病因、症状、病机选用不同的药物。尽管任何药物微量应用后都可能激发药性，但如果选药不当，反而会将药性激向歧途，影响疗效。

中医用药之难，全在配伍时的剂量。配伍剂量有异，疗效也会迥然有别。临床所选用的激惹药物，剂量应绝对少于常用量的三分之一；起反激作用的药物，剂量也应绝对大于常用量的三分之二。

三、也谈三焦

三焦作为"六腑"之一，是自《内经》就有记载的。它是中医学基础理论的重要组成部分，它的作用已得到医学界的普遍承认，它的病变部位传变顺序作为温病学的辨证纲领写进了中医教科书中。

关于三焦的实体，一直是中医界长期争论不休的问题，在不同的中医典籍中记载着不同的学术内容。争论的焦点是三焦究竟有没有实体？若有，它属于人体的哪一个器官？两千年来，历代医家费了很大的气力，做了不同的考证，提出了不同的见解：有的认为三焦"有名无形"；有的认为三焦"有名有形"。认为三焦"有名有形"者，有云三焦即"脂膜如掌大"者；有云"包罗脏腑之大囊"者；有云"网油""油膜"者；有云是"机体内分泌腺"者；有云"膜状组织器官"者。众说纷纭，各执己见。由于这些考证者自己都难以自圆其说，谁也说服不了谁，所以哪一种说法也没有得到中医界的普遍公认。

三焦究竟有没有实体？若有，它是人体的哪一个组织器官？要弄清这个问题，我们有必要温习一下"六腑"和"三焦"的含义。

中医学认为："腑者，府也。传化物而不藏，故实而不能满也。"也就是说：腑，是人体内中空有腔的器官，一般都有出口和入口，有受纳传输、运化水谷等功能。"三焦"作为六腑之一，理所当然也应该是一个腔状器官。没有腔体，何以言腑？三焦之中，胃、大、小肠、胆囊、膀胱都是有名实体，独"三焦""有名无形"如何理解？若无形体，它通过什么完成"受纳传输、运化水谷"的功能？所以"有名无形"之说不能成立。

既然三焦"有名有形"，那它属于机体的哪一个脏器呢？这还得从三焦的含义、功能和代表部位谈起。"焦者，热也。"顾名思义，"三焦"应具有温煦腐熟、运化水谷等功能。"三焦"的热来源于命门之火，它是通过肾脏的气化功能来实现的，故《内经》认为"肾合三焦，膀胱""少阳（指三焦）属肾"。可见"三焦"与肾的关系最为密切，在人体生命活动中占有举足轻重的地位。

自《内经》问世以来，历代医家都习惯把"三焦"分为上、中、下三焦。就其代表脏器和部位而言，上焦一般是指胸膈部位，包括心、肺；中焦代表膈下脐上部位，主要指脾胃；下焦一般指脐下部位，包括肾、膀胱、大小肠。从生理角度而言，它还包括了解剖部位较高的肝脏。

就三焦经脉在体腔内的分布部位而言，《灵枢·经脉》说："三焦手少阳之脉……入缺盆，布膻中，散落心包，下膈，循属三焦。""三焦"不是彼此孤立的，它和分为上、中、下三脘的胃脘一样，是一个有机不可分割的整体。就三焦的功能而言，《灵枢·营卫生会》认为："上焦如雾，中焦如沤，下焦如渎。"它包括了心肺的传输作用，脾胃的运化、化生作用及膀胱的排尿、肠道的排便作用。由此可见，三焦的功能实际上是人体内脏功能的总和，它总司人体气化。凡饮食物的消化输布，精、气、血、津液的化生敷布，废料的排泄都与三焦有关。至于《素问·灵兰秘典论》所云"三焦者，决渎之官，水道出焉。气化则能出"，叮能是笔者的信笔示例，不能概括三焦的全部功能。三焦将其他五脏五腑均包含在自己的范围以内，有统领这些脏腑之功能。

通过以上这些分析，我们大致可以得出这样一个结论：三焦是人体内的一个腔状组织器官，它把其他脏腑都网罗其内，总司人体气化。那么，这个腔体究竟是人体的什么器官呢？笔者认为：这一腔体就是人体胸腔和腹腔的联合体——体腔。因为自解剖学问世以来，还没有发现体腔以外的任何组织器官（当然血管神经系统除外，古人的用意也绝不是指血管神经系统，因它们和"腑""焦"的含义相悖）能把五脏六腑包含到一块，只有把体腔命名为三焦是当之无愧的。这一论点并非无稽之谈，凭空想象。笔者可以从历代中医典籍中找到佐证。如《灵枢·营卫生会》说："上焦出于胃上口，并咽以上，贯膈而布胸中……中焦亦并胃中，并咽以上……下焦者，别回肠，注入膀胱而渗入焉……"《景岳全书》认为："三焦者，实有一腑，盖脏腑之外，躯体之内，一腔之大腑也。"张介宾的《类经附翼》认为："三焦为脏腑之外卫。""所谓焦者，象火类也，色赤属阳之谓也。今夫人之一身，外至皮毛，内至脏腑，无巨无名，无细无目，其于腔腑周围上下全体，状偌大囊者，果何物也？且其内着一层，形色最赤，象如六合，总护诸物，是非三焦而何？"虞抟《医学正传》认为："三焦指腔子而言……总名三焦……其体有脂膜包罗乎五脏六腑之外也。"这里所说的脂膜可能系指胸腹腔内的大网膜、膈肌、隔膜等膜状组织，它们都是三焦的附连组织结构，决不能看作三焦的实体。况且医学解剖学发展到今天，尚未发现哪一块脂膜能够包含五脏六腑的全部功能。限于历史条件，古人是绝不可能用宏观的方法发现哪一块脂膜能统领的。可见拿脂膜、网油、油膜或膜状组织去解释三焦完全是牵强附会，是违背《内经》的学术思想的。

至于为什么把处于胸腔内的肝脏列入下焦呢？我想原因有二：一是中国古代医学非常重视美感，讲究工整对称，不偏不倚。三焦其他两焦的代表脏器都是两个，独下焦代表一个不成比例；二是从生理角度而言，肝肾为母子关系，生理关系比较密切，不离不弃。一荣俱荣，一损俱损，所以把解剖位置在上的肝脏归于下焦。

综合以上分析，我们可以得出这样一个结论：三焦是胸腔和腹腔的联合体。它总司人体气化，为五脏六腑之首，具有温煦、受纳、腐熟、运化、决渎等功能。这些功能并非由三焦独立完成，而是与其他五脏五腑共同努力的结果。由于三焦的气化需赖命门之火的温煦才能实现，所以它和肾的关系最为密切。

以上结论是符合《内经》的学术思想的，也与"腑""焦"二字的含义相吻合，拿这个结论去解释三焦的生理功能、上中下三焦所代表的脏器、三焦的经脉体腔分布、三焦的辨证纲领也都顺理成章。总之，三焦作为胸腹腔的联合体，是《内经》早就肯定的事实。只不过作者没有明讲直叙，这就引起了后世医家的千年争辩。这些参加争辩者都是当时具有一定声望的名医大家，部分争辩者不去领会《内经》的精神实质，而是抓住其中的个别词句，断章取义，滥加发挥。由于这些争辩者所提出的观点都在一定范围内具有牵强性，不同程度地带有一定的偏激，因而哪一种说法也没有得到公认，故此中医界都认为"三焦"是岐黄遗留给后世的千古疑案。而这个疑案还必须依照《内经》的精神实质来破解。既然三焦的功能、三焦的代表部位、三焦的代表脏器、三焦辨证已成为中医界的共识，那么以此推导出的"三焦"实体也理应提出来与大家共同商议。井底之见，错谬难免，若能得到同行的认同，则中医界由此而引起的千年争辩可以休矣！

四、就藏象五行学说中有关肺脏若干问题的探讨

藏象、五行学说是中医基础理论的重要组成部分。就藏象学说而言，它既包含了西医学生理解剖学的内容，还包括所在系统的部分生理活动。五行学说已广泛应用于中医学的生理、病理、各脏腑之间的相互关系、各种疾病之间的相互关系、疾病的诊断、治疗、临床用药、疾病的传变和预后等各个方面。然而其很多说法抽象枯涩，深奥难懂，给初学中医者带来了一定困难。部分学医者因其抽象枯涩，且难被西医学所证实而干脆弃之不学；部分学医者因其深奥难懂而只好死记硬背。本文谨对其所涉及肺脏的部分内容做一初步探讨，旨在给初学中医者一个直白而朴素的解释。

中医学认为：肺主气、司呼吸，主皮毛而朝百脉，色白，方位在西，在志为悲，为相傅之官，主治节而通调水道。肺主气、司呼吸这点很好理解，因为肺的开合是呼吸运动的根本。主皮毛这点就不怎么好理解了。西医学研究证实，皮肤具有一定的呼吸功能，这一功能的完成是通过毛孔的开合来实现的。这就给肺主皮毛做了一个直白而通俗的解释；肺朝百脉，我们可以从循环系统角度去理解。我们知道，静脉血回流到右心室后，由右心室经肺动脉将静脉血射到肺脏，在肺脏进行气体交换后，变成新鲜的动脉血经肺静脉回流到左心房，然后左心室经主动脉发送到全身各处，这就给了肺朝百脉一个很好的解释；我们都吃过猪肺，猪肺是一种褐红色的中间带有细孔的柔软的固体。为什么中医就说它是白的呢？以前我也不能理解，直到有一次，我去一个老干部家里出诊，中午他留我吃饭，老人家是个美食家。其间他做了一道菜让我品尝，这道菜看起来煞白煞白，好似动物的脂肪，但吃起来却没有脂肪的油腻，软绵里透着几分筋道，非常爽口。我端详了半天，也猜不

透究竟是什么材料，忍不住问他老人家是用什么做的，他说是猪肺。我说不可能，吃了一辈子猪肺，谁不知道猪肺是软绵绵红褐色的略带腥气的一种食物。他笑着回答："这你就少见多怪了，这就是从屠宰场买回来后在气管内反复灌水挤压洗净血泽后纯真的猪肺。"我才恍然悟到古人说肺属金而色白是有一定根据的。至于说"肺主哭""悲伤肺"也好理解，我们都看过《红楼梦》，就是没看过原著的也都知道书中大致的故事情节。书中的女主人公林黛玉自幼在姥姥家长大，长期寄人篱下的成长环境造就了她多愁善感的性格。加之她又爱上了自己的表哥贾宝玉，虽有叛逆之心却无法摆脱封建礼教的束缚，终日里悲悲凄凄，以泪洗面。过度的悲伤使她染上了肺病，过早地离开了人世。说到肺的方位在西，也就是说西方是肺的旺盛之处。我们知道，中医的发祥地在黄河流域的中原地带，那里的西方正是青藏高原，世世代代高原缺氧恶劣的生活环境进化出了那里的人民健壮的肺脏。他们肺脏的健壮程度、耐受缺氧的能力是我们中原一带的普通人所无法比拟的。至于说到肺为相傅之官、治节出焉，我们知道，心在人体生命活动中有举足轻重的地位，有滋养统摄五脏六腑之功能，所以就有心为"君主之官"的说法。而这些功能是通过血液的循行来完成的，而这其中还必须有肺的参与才能实现，若非由肺朝百脉，吐故纳新，那心所主的血脉即是一滩死血，根本起不到滋养统摄五脏六腑的作用。这就和一个国家一样，君王的旨意必须通过宰相的组织协调才能实现，所以说"肺者，相傅之官，治节出焉"。至于说到肺主治节、通调水道，也是说肺脏通过肺朝百脉来管理三焦和膀胱"通调水道"的正常功能。同时肺主皮毛，皮肤的代谢也是水液代谢的重要途径。

以上是笔者对藏象、五行学说中有关肺脏条文的片面理解，旨在敬告中医同道，在学习古代医著时，一定要深刻领会其精神实质，切不要因其枯涩难懂而轻易否定。

古人关于"藏象""五行"学说的每一句话都是有一定的科学依据的，不是凭空臆想的，只不过有的是"比类取象"得出的；有的是用"黑箱理论"推导的，我们至今没有参悟透其中的奥妙而已。限于水平，笔者很多观点可能是井底之见，甚至会有一定的牵强，错谬难免，乞各位高明参阅后不吝赐教。

五、《脾胃论》运用风类药规律探微

《脾胃论》乃金元时期补土派创始人李东垣先生的代表作。是书宗《内经》之旨，承元素之学，所制方剂每每配入风药，开脾胃病运用风类药之先河。本文试就《脾胃论》运用风类药的规律及其使用机制做一初步探讨，与同仁切磋。

1. 阴火上乘，以风药升阳散火

阳气下陷，阴火上乘，是《脾胃论》全书立论的重要依据。何谓阴火？"饮食劳倦所伤始为热中论"云："脾胃气衰，元气不足，而心火独盛。心火者，阴火也。起于下焦，其系系于心。心不主令，相火代之。相火，下焦包络之火，元气之贼也。"可见阴火是由于饮食劳倦，寒温不适，或情志内伤，或久病体虚，损伤脾胃，脾胃中元气下陷，谷气下流，扰动下焦肝肾相火，上乘脾胃、心包的离位相火。其症多见腹胀少气，食少便溏，呕恶纳呆，四肢倦怠，精神萎靡，感冒嗜睡等脾虚之象；身热而渴，气短等气虚发热之征；头痛头晕，内脏下垂，心烦无力等气虚下陷之症；或见气高而喘，渴喜冷饮，脉象洪大等阴火刑肺之候。其治当升脾阳，泻阴火。如何解决"升阳"与"泻火"这一对矛盾呢？若用苦寒之品直折其火，势必重伤其阳而阴火愈炽；若单用升阳之品则不能解决"泻火"的问题。东垣根据《内经》"劳者温之""损者益之""火郁发之"之旨，巧立升阳散火之法。"泻阴火，以诸风药升发阳气，以滋肝胆之用。是令阳气升，上出于阴分，未用辛甘温药接其升药，使火散发于阳分而令走九窍也"（《脾胃盛衰论》）。这就比较正确地解决了"升阳"与"泻火"这一对相互对立的矛盾。即以补益元气为主，辅以升麻、柴胡、防风、葛根、羌活诸风药升发下陷之阳气，宣散上逆之郁火，（再根据病情配用或不用寒凉药品）使阳升阴降。如甘温除大热的代表方（亦为升阳举陷的代表方）补中益气汤即是将升麻、柴胡寓于大队的益气健脾药之中，一以升举下陷之清气还于脾胃；一以升发少阳升发之气上煦心肺，宣散郁火。柴胡用量独重的补脾胃泻阴火升阳汤，除辅以大队的益气健脾药物和寒凉药物外，还佐以升麻、羌活助柴胡升阳散火。其他如治疗血虚发热或过食生冷食物、抑遏阳气发热的升阳散火汤；治疗胃火炽盛口渴多汗的清阳汤；治疗过用苦寒之品、阻遏清阳、白睛发赤的助阳和血补气汤，也均配以防风、葛根、升麻、柴胡等风药以升阳散火。

2. 脾虚湿困，以风药升阳祛湿

脾司运化而主湿恶湿。脾胃虚弱，运化无权，则水湿停滞。湿滞不除，困阻中焦，则脾胃益虚，二者互为因果，形成恶性循环，治疗相当困难。临床常出现腹胀、腹泻、食欲不振、恶心呕吐、头重如裹、下肢水肿、肢体肌肉酸痛、苔腻脉濡等症，我临床习惯用白术、苍术、半夏、薏苡仁等健脾燥湿，还配用茯苓、猪苓、泽泻、滑石等品淡渗利水，即所谓"治湿不利小便，非其治也"。但湿为阴腻之邪，胶滞难除，过用淡渗之品则往往是湿未去，阴已伤。欲速则不达。东垣慧眼独具，以为"用淡渗之剂以除之，病虽即已，是降之又降，是复益其阴而重竭其阳矣。是阳气愈削而精神愈短矣，是阴重盛而阳重衰矣，反助其邪之谓也，故必用风药即差……寒湿偏盛，助风以平之"（《治法用药若不明升降浮沉差互反损论》）。《素问·阴阳应象大论》说："湿伤肉，风胜湿。"升麻、柴胡、防风、葛根、羌活等品，祛风胜湿，走而不守，再配以黄芪、党参、白术等益气健脾之品，既能升阳散湿，又无耗气伤阴之弊。不用或少用淡渗之品，即能起到健脾、益气、升阳、燥湿之效，好似阳光普照，春风吹拂，不用火烤，阴湿自除。如治疗胃弱厌食、水湿下注、肠鸣腹泻的升阳除湿汤；治疗脾胃虚弱、水湿内停、二便不调、表虚肢痛的升阳益胃汤；治疗脾虚湿困、口干虚渴的生姜和中汤；治疗暑伤元气、湿阻中焦的清暑益气汤，皆用升麻、柴胡、葛根、羌活等品以升阳祛湿。

3. 中气下陷，以风药升阳举陷

气在人体生命活动中具有举足轻重的重要地位，是人体生命活动的物质基础。脾居中焦而与胃合称为"后天之本"，乃气血生化之源。人体的五脏六腑、四肢百骸之所以能够发挥正常的生理功能，无不依赖脾胃所化生的水谷之精气的营养。若饮食不节、饮食不洁伤胃，劳倦伤脾或大病久病之后，脾胃气虚，或其他脏腑疾病影响脾胃，皆可导致中气不足，大气下陷而致头晕眼花、精神疲惫、气短乏力、腹部坠胀、内脏下垂、泄泻无度等症。《内经》云："下者举之。"东垣认为：治疗该证除重用健脾益气药物外，尚须辅以升麻、柴胡等风药以引清阳之气上行，以升举下陷之元阳。"长夏湿热胃困尤甚用清暑益气汤论"说："脾胃不足之证，须少用升麻，乃足阳明、太阴引经之药也，使行阳道，自脾胃中右迁。少阳行春令，生万化之根蒂也，更少加柴胡，使诸经右迁，生发阳明之气，以滋春之和气也。"如治疗中气下陷的代表方剂补中益气汤；治疗劳倦内伤、中气下陷、头昏闷痛的益胃汤皆以柴胡、升麻升阳举陷。东垣遵《内经》"清气在下，则生飧泄。浊气在上，则生䐜胀"之旨，提出"用升麻、柴胡助辛甘味，以引元阳之升，不令飧泄也"（"随时加减用药法"）。如治疗脾气下陷、便溏腹鸣的升阳汤即用黄芪佐升麻、柴胡以升清阳，治泄泻。

除上述规律外，该书还有用风药治疗腹中急痛、腹部急缩、大便闭塞、里急后重、肠澼下血的记载。东垣乃一代宗师，深明升降浮沉之理，其许多名方经七百多年的临床验证而至今久用不衰，可见运用风类药治疗脾胃疾病确有很高的临床价值。作为一名临床医生，应当苦读古籍，孜孜不倦，刻求古训。若能探微索隐，从中获得其科学真谛，遇事举一反三，灵活运用，在临证时就能起到事半功倍之效。

第八章　特殊医案

一、早期肝硬化一例治验

王某，女，46岁，农民。

患脂肪肝四五年，近期症状加重，恶心呕吐，食欲不振，精神疲惫，丧失劳动能力，经石家庄市某医院诊断为早期肝硬化。1996年4月13日求我诊治。患者腹部胀满，食欲不振，恶心呕吐，大便溏薄，面色晦黄，语言低怯，四肢乏力，精神疲惫，下肢轻度浮肿，触诊肝脏于肋弓下1cm，质地坚韧，脾脏未触及，大鱼际处皮肤斑状发红，舌质淡，舌苔白腻，脉细弱。

辨证：木郁克土，腹部癥瘕。

治宜健脾疏肝，活血化瘀。

处方：

黄芪30克	党参15克	白术10克	柴胡6克
白芍12克	炮山甲15克	丹参30克	大腹皮30克
陈皮10克	王不留行（炒）30克	薏苡仁30克	莪术（炒）10克
甘草6克			

水煎服，日1剂。

4月24日二诊：服药后精神好转，但大便次数增多。舌苔、脉象如故。原方山甲减至10克，加五味子10克。10剂。

5月5日三诊：服药后精神好转，食欲增强，腹部胀满感减轻。舌苔白，脉细。原方去大腹皮、陈皮加三棱（炒）10克、焦山楂10克。10剂。

5月16日四诊：服药后自感浑身舒适，体力增加，大便已成形，舌淡，苔薄白，脉弦细。患者又去石家庄做了一次检查，结果正常。原方去黄芪加制鳖甲 10 克。10 剂。

5 月 26 日五诊：服药后精力充沛，已恢复正常劳作，话语铿锵，舌淡，苔薄白，脉弦。触诊肝脏肋弓下 0.5cm，质地柔软而边缘光滑，大鱼际处皮肤转为正常。原方去山甲、鳖甲、薏苡仁，加生地黄 10 克、威灵仙 10 克。水煎服，隔日 1 剂以图巩固。随访至今，患者健在，劳作正常。

按：此例患者患脂肪肝多年，木郁克土，故见食欲不振、精神疲惫、四肢乏力、语怯声低等脾虚气弱之象；肝气犯胃，可见腹部胀满；脾虚湿困，则恶心呕吐，大便溏薄，下肢浮肿；肝郁日久，气滞血瘀，久留不去，形成癥瘕。故初诊时以黄芪、党参、白术健脾益气，柴胡、白芍疏肝柔肝，薏苡仁健脾祛湿，大腹皮、陈皮理气，山甲、丹参、王不留行、莪术活血化瘀、软缩肝脏、消除癥瘕，甘草调和诸药。

复诊时脾气初复，瘀血初融，大便反多，笔者体会，山甲量大有滑泻之嫌；肝脏不好之人，丙氨酸氨基转移酶必定升高，故山甲减量并加五味子降酶降絮；三诊时由于肝气犯胃之象已除，故去陈皮、大腹皮加山楂促进脂肪代谢，加三棱加强破血破气、阻断肝纤维化、消除癥瘕之力。

四诊时由于脾胃功能已复，故去黄芪加鳖甲以加强软坚散结、消除癥瘕之功。五诊时患者各项体征基本正常，为减轻患者的经济负担，减去价格昂贵的山甲、鳖甲，为防燥甚伤阴，减去燥湿健脾的薏苡仁，加生地黄滋阴养血，维护肝体以助肝用。加威灵仙是取其软坚散结、消除癥瘕、抗组织增生之效。

二、休息痢一例治验

吴某，女，41 岁，教师，河北曲阳人。1999 年 8 月 21 日就诊。

去年八九月份患痢疾后，一直未能治愈，遍服诺氟沙星、氯霉素、复方磺胺甲唑、呋喃唑酮、甲硝唑等无效，痢疾时发时止，症状时轻时重，下痢脓便夹杂，赤白兼见，素常腹部隐痛，喜温喜按，肛门坠胀，里急后重，食欲不振，舌质偏红，舌苔薄黄而腻，脉濡。

诊断：休息痢。

辨证：寒热夹杂，气血阻滞，正虚邪恋，大肠失司。

治宜扶正祛邪，寒热兼除，调和气血。

以乌梅汤为主加减调治。

处方：

乌梅 10 克　黄连 10 克　黄柏 10 克　　　肉桂（后下）10 克

附子 10 克　川椒 10 克　干姜（炮）10 克　当归 12 克

木香 10 克　枳壳 10 克　赤芍 10 克　　　白芍 10 克

甘草 6 克

水煎服，日 1 剂。5 剂。

8 月 28 日复诊：服药后腹痛减轻，下痢减少。舌脉如故。原方加鱼腥草 30 克，5 剂。

9 月 6 日再诊：服药后下痢停止，已有 3 天未发，黄腻之苔渐去，食欲好转。原方继进 3 剂。因患者路途遥远，说服完药后没有别的变化就不来了，要求带些成药巩固。我就开了人参健脾丸和甲硝唑以资巩固。

按：随着人们饮食卫生习惯的不断提高和医疗条件的不断改善，休息痢这一病证在临床已十分罕见。该例患者因饮食不洁，感受湿热疫毒，损伤胃肠，失治日久，伤及正气，邪从寒化，正虚邪恋，以至痢疾缠绵不去。

本方以乌梅涩肠止痢为君，当归、赤芍、白芍和血；木香、枳壳理气，正合古人"活血则便脓自愈，理气则后重自除"之训，共为臣药。黄连、黄柏清利湿热，肉桂、附子、干姜温中散寒，干姜炒用，还有止血和血的作用；川椒散寒祛湿；甘草调和诸药，共为佐使。复诊时加入鱼腥草清热解毒，以清除肠道内残存之余毒。因药证相符，故能取得理想的效果。

三、男性不育一例治验

赵某，男，28 岁，农民。2006 年 8 月 25 日就诊。

患者结婚已两年，婚后夫妻感情融洽，性生活和谐，但一直未孕，因而夫妻双双到县医院检查。经查，女方一切正常；男方精子成活率仅 70%，且活动力低下。诊见患者一切正常，没有明显的不适感觉，舌质偏红，脉象沉细。

虽然无症可辨，但从舌脉可以测知，患者肾精不足，血象偏热。

辨证：肾精不足，血热灼精。

治宜补肾、填精、凉血。

处方：

熟地黄 10 克　山药 10 克　　女贞子 10 克　紫草 10 克

赤芍 10 克　　生地黄 12 克　山茱萸 10 克　鹿角胶（烊）10 克

甘草 6 克

水煎服，日 1 剂。10 剂。

9 月 6 日二诊：服药后没有感到什么特别之处，自觉一切照旧。脉象依旧沉细，但舌象似乎比上次有所好转，显淡红色。原方去赤芍加枸杞子 10 克。10 剂。

9 月 18 日三诊：患者服完 20 剂药后，自觉身体和以前没有什么两样，对治疗已丧失信心。我观其舌，查其脉，发现皆已复常。乃予五子补肾丸两盒，让其一边服药一边静候佳音。不久，他果然高兴地跑来告诉我：其妻已经怀孕了。

按：此例患者身体无任何不适，仅凭一纸化验单前来就诊。从化验结果结合舌苔、脉象分析：患者精子活动力弱，脉象沉细，必是肾精不足；精子成活率低，舌质偏红，定是血热灼伤精子之故。所以初诊时用熟地黄、山药、女贞子、山茱萸、鹿角胶滋肾填精，紫草、生地黄、赤芍凉血，甘草调和诸药，共奏补肾、填精、凉血之效，为精子创造一个良好的出生、生存环境。复诊时患者的血热之象稍缓，故去赤芍加枸杞子以加强补肾填精之效。治疗方法妥切，故能喜得贵子。

四、女性不孕一例治验

尤某，女，30 岁，农民。1980 年 3 月 10 日就诊。

结婚已近 3 年，夫妻和睦，至今未孕。16 岁月经初潮，经期一直错后，月经周期 45 ~ 60 天不等。月经量少，色暗夹有血块，每次经期 2 ~ 3 天即净，经来腹痛，喜温喜热而不喜揉按，舌体瘦小，色淡苔白，脉沉细。

诊断：不孕。

辨证：肾精不足，寒凝血瘀。

治则：补肾填精，散寒化瘀。

处方：

枸杞子 10 克　　鹿角胶（烊）10 克　　熟地黄 10 克　　当归 12 克

艾叶 10 克　　　红花 10 克　　　　益母草 15 克　　黑附子 10 克

淫羊藿 10 克　　甘草 6 克

12 剂。嘱患者每次月经来潮前服药 3 剂。

7 月 25 日复诊：服药 4 个周期后，月经色泽已由暗红转为鲜红，未发现血块，痛经已经消除，后来 2 个月的周期都是 40 天左右。舌体仍然瘦小，舌色淡红，苔薄白，脉象仍然显细。原方去红花、黑附子，加白芍 10 克、川芎 10 克、菟丝子 10 克，15 剂。嘱其仍按每次经前服 3 剂的方法服用。

1981 年 3 月患者告知，已闭经 3 个月，经 B 超检查，已经怀孕。

按：本例患者初潮年龄较大，初潮后经量一直较少，舌体较小，脉沉细。先天不足体质可知；经期错后，色暗夹有血块，腹痛喜温拒按，舌色较淡，寒凝血瘀之象昭然。初诊时以枸杞子、鹿角胶、熟地黄、淫羊藿补肾壮阳填精，当归、红花、益母草活血调经，黑附子、艾叶温经通脉，甘草调和诸药，使先天得充，气血得温，胞宫得养。

复诊时由于寒瘀之象都已解除，故去红花、黑附子等温经逐瘀之味，加白芍、川芎、菟丝子以增强养血填精之功。按月经周期服用，既减轻了患者的经济负担，又不影响治疗效果，可谓少花钱，办大事。

五、少腹坠胀一例治验

张某，男，73 岁，离休干部。2003 年 7 月 28 日初诊。

近 1 年来，少腹坠胀，肠鸣辘辘，非常难受，曾就诊于多家医疗机构，找不出器质性病变。既看过西医，又看过中医，有言慢性肠炎者，有言肠道功能紊乱者，有言下焦虚寒者。服药无数，毫无寸功。

患者自述少腹坠胀，肠鸣辘辘，非常难受，恶寒喜暖，虽三伏天也用暖水带热敷少腹以图暂缓。按其少腹无压痛，舌质淡，苔白润欲滴，脉象弦缓。听诊肠鸣音亢进。

四诊合参，此乃素体阳虚、津液代谢紊乱、寒饮积聚、流注肠道之故。拟温阳化饮法调治。

处方：

茯苓 10 克　桂枝 10 克　白术 10 克　干姜 10 克

甘草 6 克

水煎服，日 1 剂。5 剂。

8 月 1 日复诊：药后少腹坠胀感已除，偶有肠鸣发作，腹部仍恶寒喜暖，白润之苔渐去。原方继进 3 剂。药尽病除。

按：本例患者素体阳虚，水液代谢紊乱，寒饮流注肠间，故肠鸣辘辘；饮为阴邪，其性重浊，故少腹重坠；饮留肠间，气机紊乱，故少腹发胀；阳虚阴盛，故恶寒喜暖。本方以苓桂术甘汤温阳化饮，加干姜助其温阳散寒之力。药证相符，效如桴鼓。

六、怪梦一例治验

李某，女，58 岁，农民。2003 年 6 月 23 日初诊。

近半年来，每天晚上做梦，她的梦境非常奇特，就是每晚都和红色打交道，不是在红旗飘飘中漫步，就是被红布缠绕，或是梦境中的房屋、高山、大海都是红色的。每天晚上只要一合眼，就乱梦纷纭，搞得她心绪烦乱，精神不振，影响饮食劳动，别人都以为她患了精神病。诊见患者精神萎靡，唉声叹气，自述口中发苦，食欲不振，四肢无力，时发呕恶，二便正常，舌质偏红，苔薄黄而润，脉弦。

四诊合参：此心火亢盛、心神被扰、营卫不和之故。

拟清心安神，调和营卫。

处方：

黄连 10 克　　桂枝 10 克　山栀子 10 克　灯心草 6 克

炒枣仁 30 克　　白芍 15 克　莲子须 10 克　合欢花 10 克

琥珀（研）3 克　甘草 6 克

水煎服，日 1 剂，5 剂。并嘱其回家煮一升黑豆，少放些盐，一日 2 次，一次三五十粒，当零食吃。

6 月 29 日二诊：服药后怪梦减少，而且梦境中也有了其他颜色，余症从前，舌脉如故。原方加柏子仁 10 克以加强养心安神之功。3 剂。

7 月 2 日三诊：服药后怪梦基本消除，恶心呕吐感已愈。就是食欲不振，精神疲惫，脉细。因患者说不愿喝中药了，所以开了朱砂安神丸合人参健脾丸，一边调治一边巩固疗效。

按：本例患者的病证比较特殊，似乎无从下手治疗。但仔细分析，病情并不复杂，红色属火，心主火。梦境中总有红色缭绕，必是心火亢盛，扰动营阴，其治当以清心安神为主，其他如食欲不振、恶心呕吐、四肢无力等症状是火盛侮土；心绪烦乱，精神不振，唉声叹气是火盛克木的病理演变，故以黄连、栀子、灯心草、莲子须清心泻火，桂枝、白芍调和营卫，炒枣仁、合欢花、琥珀宁心安神，甘草调和诸药，同时黄连、桂枝同用可交通心肾。用黑豆者是取黑能胜红之意，且黑豆能够滋补肾阴，肾水可以上济心火，使心火不亢。诸药相合，水火相济，心神得宁，噩梦得除。

七、后颈部规律性强痛一例治验

尤某，男，12 岁，在校儿童。1981 年 9 月 12 日就诊。

每天夜间 12 点左右后颈部剧烈疼痛，须持续两三个小时自行缓解，白天一如常人。近 1 个多月，每夜必发，到时候必把患儿痛醒，患儿常号啕大哭，由于夜间得不到很好的休息，白天学习受到了很大影响。家长非常着急，带患儿到行唐、石家庄多家医院进行检查，均找不出确切病因。又连求数医，服药无数，弗效。无奈求我用中药试试。由于就诊的时间是白天，患儿的一切体征正常，根本无证可辨。

思之良久，我根据患儿家长提供的症状特点和时间规律，辨证为胆经瘀滞，气血不利。拟议疏利少阳、活血止痛之法调治。

处方：

葛根 10 克　　羌活 10 克　　红花 9 克　鸡血藤 10 克

伸筋草 10 克　蜈蚣 1 条　　全蝎 6 克　川芎 9 克

柴胡 9 克　　炒枣仁 15 克　甘草 6 克

水煎服，日 1 剂。3 剂。

9 月 16 日二诊：服药后疼痛减轻，到时候虽然患儿喊痛却不号啕痛哭。药证相符，原方继进。5 剂。

9 月 23 日三诊：服药后疼痛大减，已不是每天晚上喊痛，有时隔一个晚上。原方加制草乌 3 克（先煎）以增强止痛之力，5 剂。

9 月 29 日四诊：已连续 3 个晚上不喊疼痛，睡眠良好。因患儿实在不愿服用中药，余以舒筋活血片和布洛芬等以巩固疗效。

按：12 点左右为夜半子时，属阴中之阴。按照子午流注的说法，此时足少阳胆经当令。而血也属阴，此时疼痛，必是足少阳胆经瘀滞，气血运行不利，"不通则痛"。子时过后，气血流注于他经，疼痛自止。本方以葛根、羌活、柴胡、蜈蚣、全蝎疏风通络止痛；红花、鸡血藤、伸筋草、川芎活血通络止痛；炒枣仁镇静安神；甘草调和诸药；且炒枣仁为胆经要药，柴胡引诸药入于胆经，共奏疏达少阳、通络止痛之功。

八、脏躁一例治验

杨某，女，42 岁，农民。1999 年 5 月 24 日就诊。

素常感情脆弱，多愁善感。今日因精神刺激，悲伤欲哭，经人劝解，仍一时哭，一时笑。家属以为精神失常，邀我前去诊治。我观其一时哭，一时笑，就是间歇期也唉声叹气，舌质正常，脉细略弦。说："此为脏躁，不必着急，能够治疗。"让其家属找浮小麦两把约 50 克、大枣 5 ~ 10 枚，到药店买 30 克甘草，煎水内服。1 剂下去，哭笑即止，叹气频率减少。又服一剂，叹气停止。嘱其常服一段时间的逍遥丸以防复发。

按：本例患者素常感情脆弱，多愁善感，必肝气不舒，日久阴血暗耗，心肝血虚，极易发生脏躁。记得先师仲景曾经说过：妇人脏躁，悲伤欲哭，甘麦大枣汤主之。即予甘麦大枣汤方，果然应手而效。可见仲景之方，虽貌似平淡，却哲理无穷，值得我辈去深入研究。

九、腹痛一例治验

王某，男，32 岁，农民。1979 年 10 月 8 日就诊。

患者于 1979 年 6 月因左下腹剧烈疼痛，伴高热、腹泻，在当地及县医院治疗。高热、腹泻退而腹痛不能控制。又转省某医院住院，经治疗疗效甚微，每次剧痛发作，须肌注哌替啶 100 毫克方能缓解，1 月余后，病势稍退，患者自动出院。

患者出院以后，仍每日服用新霉素、溴丙胺太林等药，从不间断，但剧烈腹痛时有发作。每逢发作即大汗淋漓，坐卧不安，甚则翻滚床上，呻吟不已，须持续四五个小时方能缓解。

今日来到我处。患者面色灰暗，形体消瘦，慢性病容，愁眉苦脸，左下腹按之疼痛，自述腹痛多在午后或晚上发作，痛如刀割，素常左下腹胀闷不适，饮食、二便正常，舌质暗红，苔薄黄，脉弦。

化验：红细胞 4.2×10^{12}/L，血红蛋白 105g/L，白细胞 9.6×10^9/L，嗜中性粒细胞 67%，淋巴细胞 30%，嗜酸性粒细胞 2%，大便常规检查未见异常。

证属气滞血瘀，拟行气活血止痛法。

处方：

当归 10 克	桃仁 10 克	牡丹皮 15 克	赤白芍各 15 克
枳壳 10 克	五灵脂 12 克	生蒲黄 12 克	香附 12 克
延胡索 12 克	红花 8 克	三棱 10 克	川楝子 10 克
甘草 6 克			

水煎服，日 1 剂。2 剂。

两日后患者来述：药后腹痛未发，左下腹胀闷感已除。因患者备受腹痛之苦，恐惧异常，愿照原方再服几剂。我想活血攻伐之品，病除即止，不宜过量。乃嘱其照原方取药 2 剂，1 剂回家继服以巩固疗效，1 剂备用。至今 30 多年，随访多次，腹痛未发。

按：本例患者腹痛剧烈，病程缠绵，久治不愈，痛有定处，"久痛必瘀"，瘀血属阴，夜为阴时，下午为阳中之阴，阴得阳助故剧痛每于夜间或下午发作。左下腹胀闷不适、舌质暗红、脉象弦皆气滞血瘀之象。故取王清任膈下逐瘀汤，略事加减，去川芎为防其走窜上升而专攻膈下；加白芍柔肝，和中止痛。再加蒲黄、山楂、三棱、川楝子以增强其活血行气之功，从而取效甚捷。此例证治，充分说明了中医辨证论治确有优越之处。

十、吐弄舌一例治验

王某，女，18 岁，学生。1993 年 7 月 23 日初诊。

从昨日中午开始，患者不时自觉不自觉地将自己的舌头伸出口外又缩回，且悲伤欲哭。至今已近一天，不能自止，遂前来就诊。

患者自述：将舌头伸出口外后自觉非常舒服，因而会不由自主地把舌头伸出口外，自己也知道这样做有伤雅观，与少女的贤淑文静背道而驰。下意识地想将舌头缩回，但缩回后不久又不由自主地伸出，欲将整个舌头伸出口外为快。所以就成了现在这个样子，像傻子一样把舌头来回吐弄。

患者边述病情边痛哭流涕，非常伤心，似有千般委屈压抑心头，其状非常可怜。问知患者心烦口苦，心胸发热，口中发干，因心情郁闷，已有两顿饭水米未进。舌质偏红，舌苔薄白少津，脉虚大。

考虑再三，此证可能是心火亢盛、扰动心神、劫伤肺阴之故。

拟清心安神、养阴滋肺之法调治。

处方：

黄连 10 克　黄芩 10 克　冰片（研，兑）1 克　莲子心 10 克
枣仁（炒）30 克　阿胶（烊）10 克　栀子 10 克　朱砂（研，冲）3 克
琥珀（研，冲）3 克　紫草 10 克　麦冬 10 克　甘草 6 克
水煎服，日 1 剂。3 剂。

患者回家后，遵嘱服药，药尽病除。

按：舌为心之苗，该例患者不由自主地将舌伸出口外，必心火亢盛，欲将舌伸出口外以凉风吹拂为快。舌属火，肺为金。心火亢盛，必火盛侮金，

肺津被劫。而肺主哭，肺津被伤，心神被扰，故患者悲伤痛哭也。

本方以黄连、黄芩清泻心火，栀子、莲子心清心除烦，炒枣仁、朱砂、琥珀镇静安神，阿胶、麦冬滋肺养阴，冰片清心降火、豁痰开窍，紫草清热凉血，甘草清热降火、调和诸药。

全方共奏清心降火、润肺养阴之效。因药证相符，效如桴鼓。

十一、百日咳一例治验

田某，男，8 岁，学生。1998 年 1 月 5 日就诊。

患咳嗽 1 个多月，每次咳嗽呈阵发性、痉挛性发作。须咳吐出一定量的痰沫后方可休止。多处求医，都说是百日咳，偏方、正方用了不少，就是不见好转。观患儿面色发红，舌象正常，脉象滑数。

此"疫咳"也，乃感受时邪、顽痰阻滞气道、肺气不畅之故。

拟降气宣肺、豁痰解痉之法调治。

处方：

紫菀 30 克　　百部 30 克　　莱菔子（炒）30 克　　白芍 30 克

海浮石 30 克

加水 1000 毫升，煎煮 30 分钟，大概取汁六七百毫升，用紫皮大蒜 1 头，捣烂榨汁，兑于药液内，另加蜂蜜二两，于 5 日内喝完，再看疗效。

1 周后家长来告，自服了那一料药后，缠绵 1 个多月的咳嗽竟然痊愈。

按：百日咳又称"顿咳"，是儿童冬春季节的常见传染病，乃小儿感受时疫毒邪后痰浊阻于气道、肺气不利引起的以阵发性、痉挛性剧咳为特征的传染病，病程极长，很难治愈。由于其咳嗽须咳出一定量的黏痰并发出鸡鸣声后才能停止，故又称"鸡咳"。

本例患儿咳嗽日久，邪已不甚，肺气不宣且已虚弱，且喜体质尚好，故用紫菀、百部宣肺止咳，且百部和紫皮大蒜可抗时疫毒邪；莱菔子、海浮石降气化痰，白芍缓解呼吸道痉挛，与蜂蜜合用润肺止咳，同时蜂蜜又可矫味，儿童易于接受。

由于立法得当，故能取得较好的疗效。由此可见中医辨证和西医辨病相结合不失为攻克疾病的一大法宝。

十二、黄带一例治验

牛某，女，48 岁，农民。2008 年 9 月 21 日就诊。

患黄带三四年，气味腥臭，量少质稠，时好时坏，曾多方求治，疗效甚微。现症：腰酸膝软，少腹微痛，按之痛甚，喜温喜暖，体倦乏力，自觉五心烦热，舌苔黄腻，脉虚。

辨证：任脉不足，湿热下注。

拟调补冲任，清热利湿之法调治。

处方：

山药 15 克　　　　　　芡实 12 克　　白果 10 克　　黄柏 10 克
车前子（布包）30 克　女贞子 10 克　半枝莲 15 克　甘草 6 克
水煎服，日 1 剂。5 剂。

9 月 27 日复诊：服药后黄带量减少，腰酸膝软、五心烦热似乎减轻，但腹痛不减。舌脉从前。原方加延胡索 10 克以加强活血止痛之功，5 剂。后患者再未来诊，半年后路遇患者，她主动告诉我黄带自服完药后好了，一直未犯。

按：黄带在临床比较少见，按照中医教科书的观点，似乎应为湿热下注。但验之临床，这种病往往虚实兼见，寒热错杂，治疗相当困难。按照西医学的说法，此类患者宫颈糜烂的程度、子宫附件炎症的程度往往比较严重。若不及时治疗，预后可能不好。

笔者认为：黄带之因是体虚而湿热下注。虚乃任脉之虚，湿乃任脉之湿，其热乃肾中相火之热。正如《傅青主女科》所云："所以世人以黄带为脾之湿热而单去治脾，而不得痊者，是不知真水、真火合成丹邪元邪，绕于任脉、胞胎之间，而化此黄色也。"

方中以山药、芡实补任脉之虚，女贞子滋阴补肾，盖任脉与肾关系最为密切，补肾也即补任脉也。黄柏、车前子清热利湿，泻肾中相火，半枝莲清热解毒，防止恶变。甘草调和诸药，白果引诸药达于任脉，复诊时加入延胡索是为加强活血理气止痛之力。正如《傅青主女科》所言："盖山药、芡实专补任脉之虚，而能利水，加白果引入任脉之中，更为便捷，所以奏功之速也，至于黄柏清肾中之相火，肾与任脉相通以相济，解肾中之火，即解任脉之热亦。"通过此例的证治，可以证明古说之不谬也。

第九章　误诊警示

一、肝痈误诊为惊吓综合征一例报告

患者张某，女，12 岁，学生。

主因精神淡漠，嗜睡无力，食欲不振，恶心呕吐，而于 1977 年 6 月 29 日就诊。患儿表情淡漠，精神萎靡，困倦思睡，食欲欠佳，时时欲吐，记忆清晰，应答准确，舌质淡白，苔薄白，脉细，左关脉略弦。

四诊合参，证属小儿惊吓综合征，以清心镇惊安神法调治。

处方：

茯苓 6 克　琥珀（另包，研，冲服）1.5 克　石菖蒲 5 克　甘草 3 克

牡蛎（布包）10 克　远志 5 克　磁石（布包）10 克　龙骨（布包）10 克

3 剂，水煎服，日 1 剂。

7 月 3 日复诊：服药后证无明显变化，舌脉从前。一诊原方继服 3 剂。同时针刺足三里（双）、内关（双）、四缝。每日 1 次。

服完 3 剂药，针灸 3 次后，病情不但没有好转，已连续两天体温降至 35.5℃ ~ 36℃，舌脉还无明显变化。我想可能是患儿先天禀赋不足、机体抵抗能力差、体温调节中枢功能紊乱所致。原方加党参 6 克、黄芪 12 克、桂枝 5 克以增强抵抗力，温阳通脉。

又连续治疗 3 日，病情毫无起色，家长十分着急，我也一筹莫展。遂陪同患儿到石家庄人民医院做了一次全面检查，按当时的医疗条件，B 超、化验、透视、拍片都检查遍了，也没查出确切病因。无奈只好回去按原方案加减调治。又治疗 5 日，患儿病情非但没有丝毫好转，体质越发明显下降。

只好领到贾亚夫老师那里。先生仔细询问了病情，把脉观舌之后问我病在何处，怎么治疗的。我答曰："可能是小儿惊吓综合征，我也是按此治疗的。"老师听后非常生气，怒道："你怎么一点也没长进，左关脉弦，必是肝脏疾患，小儿有实无虚，可能是肝经热盛。你怎么凭空来了一个小儿惊吓综合征？"说罢提笔开了201一盒（板蓝根注射液）、肝复灵一瓶（主要为清肝泄热药）。回家又治疗5日，全然无效。最后患儿到北京儿童医院确诊为"肝脓肿"，治疗一月痊愈。

按：本例患儿的早期症状酷似小儿惊吓综合征。虽然脉象已显有特异之处，但由于笔者学识浅薄，未能于细微之处找出疾病的本质所在，片面的舍脉从症而武断为小儿惊吓综合征。由于诊断差之千里，临床疗效可想而知。三诊时笔者已察觉可能药证不符，但由于自认有石家庄人民医院的理化检验结果为佐证，还是不能从错误的怪圈中跳出，仍固执己见。贾老凭着自己扎实的医学知识和丰富的临床经验，高瞻远瞩，很快从错综复杂的临床证候中找出疾病的本质所在，并作出"肝经热盛"的科学论断。虽然限于条件，基层是不可能治愈像"肝脓肿"这一类大病的。但老师探微索引、高瞻远瞩的诊断技术让我非常钦佩，科学严谨的诊疗方法让我终身受益。假如没有老师的指点，患儿不到上级医院做进一步的检查治疗，其结果不敢想象，笔者可能要抱恨终身。可见无论是舍脉从症还是舍症从脉，从错综复杂的临床征象中找出藏奸之独处，是全凭医生自己扎实的医学知识和丰富的临床经验才能做出正确选择的。

二、冠心病误诊为梅核气一例报告

赵某，女，58岁，农民。初诊日期：2001年4月15日。

主因咽部不适，似有物梗阻，咽之不下，吐之不出近1个月，经多处医家诊断为"慢性咽炎"，经治疗疗效不佳。患者自述：咽部不适，似有一物阻塞其中，咳之不出，咽之不下，心胸憋闷，非常难受，每因劳累、饱食、情志刺激而症状加重，舌质暗淡，苔薄白，脉象弦涩。

此乃"梅核气"，乃痰气交阻，瘀血停滞之故。

治宜豁痰顺气，化瘀利咽。

处方：

射干 10 克　半夏 10 克　　厚朴 10 克　　苏梗 10 克

桔梗 10 克　茯苓 10 克　　柴胡 10 克　　白芍 12 克

赤芍 10 克　玫瑰花 10 克　玉蝴蝶 10 克　甘草 6 克

水煎服，日 1 剂，5 剂。

4 月 21 日患者复诊：服药后诸症如故，舌脉从前。我想可能是病程日久，顽痰瘀血胶结难除，可能还会夹有神经症之故。原方加海浮石 10 克、柴胡减为 6 克以加强疏肝化痰之力。5 剂。

患者服完药后，症状没有明显改善，怀疑是得了食管癌之类的疾病，自行到省二院检查治疗，结果确诊为冠心病，经治疗咽部梗阻感消失。

按：该例患者咽部梗阻似有物，咽之不下，吐之不出，俨然是一派"梅核气"的症状。但患者自述的难受程度较大，每因劳累、饱食、情志刺激则症状加重，且有舌质暗淡、脉象弦涩等心脏病的体征，本应考虑到心脏方面的疾患。但笔者学识浅薄，缺乏这方面的临床经验，加之过于自信，片面认为这些症状可能是由于神经症所致。因药证不符，故难取得理想的效果。

随着人类物质生活的不断提高，"三高"症在我国所占的比例越来越高，"冠心病"作为一种常见病、多发病在农村已不罕见，其临床表现复杂多变。作为一名临床医生，应不断加强自身的业务修养，随时更新自己的专业知识，才能在临床举一反三，拓宽临床思路，作出比较正确的诊断和治疗。

三、心绞痛误诊为胃脘痛一例报告

王某，男，61 岁，农民。主因胃脘疼痛一天，经注射解痉止痛药、罗通定及针灸治疗疼痛不能缓解而于 1987 年 11 月 21 日来我院就诊。患者脘腹疼痛，头汗淋漓，捧腹皱眉，坐立不安。自述痛如刀绞，心慌气短，稍动痛甚，伴恶心呕吐，时欲大便但临厕后便意全无。舌淡苔薄白，脉象沉迟。

证属寒邪凝滞，气机不利。急以附子 10 克、干姜 15 克、白术 10 克、延胡索 15 克、白芍 10 克、甘草 6 克煎汤内服；针足三里（双），内关（双），上、中、下三脘。半个小时后观察疗效。

半个小时后，患者疼痛不减，我便让其他医生送往县医院救治。起初县医院的医生也按胃痛用各种止痛疗法治疗无效，最后经心电图诊断为心绞痛，经用硝酸甘油、哌替啶等治疗后胃脘疼痛缓解。

按：心绞痛的发作特点是心前区剧痛，向右肩胛部放射。近年来，心绞痛的发作形式越来越复杂多变，有表现为心前区痛者；有表现为胃脘痛者；有表现为牙痛者；有表现为咽痛者。但不管它的表现多么复杂，它的疼痛特点必然是疼痛剧烈，有刀绞样感觉，患者总得有窒息感，有濒死感。这就比较容易与一般的胸痛、胃痛、牙痛、咽痛相鉴别。

初次接受这类病号，由于自己知识面窄，临床经验匮乏，错误地根据患者疼痛的部位和舌苔、脉象诊断为寒邪凝滞所致的胃脘痛，根本没有考虑到心脏疾患，致使这一常见病也得到误诊，延误了抢救治疗时机，给患者的心理、肉体上造成了很大痛苦，值得每一位临床医生借鉴。

四、气滞缺乳误诊为气血虚弱缺乳一例报告

常某，女，27 岁，农民。1978 年 3 月 25 日初诊。

产后半月，乳汁稀少，乳房柔软，食欲不振，恶心呕吐，二便正常，睡眠欠佳，素常体质虚弱，舌质淡，舌苔薄白，脉细弱。

此气血虚弱，乳汁生化无源之故。治宜补气血，催乳汁。

处方：

党参 15 克	黄芪 30 克	当归 12 克	桔梗 10 克
穿山甲（炮）10 克	王不留行（炒）15 克	通草 6 克	白术 10 克
川芎 10 克	半夏 10 克	甘草 6 克	

3 剂，水煎服，日 1 剂。

3 月 29 日余应邀再次赴诊：服药后乳汁未下，乳房反显胀痛，按之乳房发硬，舌脉从前。细询病因，患者答曰："初产 3 天，乳汁自下，乳量充沛。自 5 天前为家庭琐事，与婆婆发生争执，心情郁闷，第二天乳汁即显稀

少。"我暗自思忖，此患者产后缺乳，完全是肝郁气滞所致。之所以舌苔、脉象、乳房没有显现出来，是因为患者素体虚弱、证候反应较慢之故。初诊时没有向患者详细询问病史，仅凭舌苔、脉象和乳房现状片面地作出了气血虚弱的错误诊断。

遂改处方为：

柴胡 6 克	白芍 12 克	香附 10 克	丝瓜络 1 具
穿山甲（炮）10 克	王不留行（炒）15 克	通草 6 克	路路通 10 克
当归 10 克	川芎 10 克	甘草 6 克	

服药 3 剂，乳汁即恢复正常。为巩固疗效，患者要求再服 2 剂。

按：此例患者产后缺乳，乳房柔软，食欲不振，脉象细弱，俨然一派气血不足之象。初诊时没有详细询问病史，仅凭疾病的外在症状就武断地作出了诊断。结果治疗后不但乳汁未下，反添了乳房胀痛。复诊时详细询问了病史，弄清了产后缺乳的根本原因，及时调整了治疗方案，取得了理想的效果。可见作为一名临床医生，临证时一定要详细询问疾病的症状、引起疾病的原因，患者的素常体质，治疗时出现的反应和与疾病有关的其他情况，进行综合分析归纳后再作诊断。若病因与证候相悖，则应根据实际情况，或舍症从因，或舍因从症，才能作出正确的诊断，决不能侧重一方而忽略其他，避免犯主观武断的错误。

五、痰饮误诊为肝胃不和一例报告

陈某，男，46 岁，农民。

主因胃脘胀满，连及胸胁，经多处治疗无效而于 1993 年 8 月 28 日求治于余。患者脘腹胀满，连及胸胁，头晕呕吐，呕吐物为黏液，甚或呕吐清水，肠鸣辘辘，胃脘部按之不痛，舌质淡，苔薄白而润，脉弦滑。

四诊合参，辨证为肝强胃弱，肝气横逆克土，肝胃不和。

拟议疏肝健胃为治。

处方：

柴胡 6 克　白芍 12 克　香附 12 克　青皮 10 克

　　白术 10 克　陈皮 10 克　半夏 10 克　鸡内金 10 克

　　甘草 6 克

　　3 剂，水煎服，日 1 剂。

　　9 月 2 日患者复诊：服药后证无进退，舌脉从前。我想病情长久，一时难以收功，原方加川楝子 12 克、焦槟榔 10 克、香橼 10 克以加强疏肝健胃之力，5 剂。

　　患者服完药后，病情还没有显著变化，害怕有其他病变，自行到石家庄省二院做了一次检查，胃镜、B 超都做了，没查出确切病因。只好拿着检查结果又找我继续治疗。我根据检查结果，想可能是肝胃不和日久，胃中积滞所致。遂调整处方如下：

　　柴胡 6 克　　　白芍 12 克　　　白术 10 克　　焦槟榔 12 克

　　川楝子 12 克　莪术（炒）10 克　大黄 6 克　　香附 12 克

　　青皮 12 克　　厚朴 10 克　　　甘草 6 克

　　服药 5 剂，诸症不减，反添腹痛。我百思不得其解，忽忆起患者体质瘦弱、呕吐清水痰涎、肠鸣辘辘是否就是书上所说的"水走肠间，辘辘有声"？该顽证是否为"痰饮"作祟？即遵《金匮》"病痰饮者，当以温药和之"之旨，以茯苓 15 克、桂枝 15 克、白术 10 克、甘草 6 克作方，服药 5 剂，病显好转，继服 5 剂，诸症悉除。

　　按：本例患者脘腹胀满，连及胸胁，呕吐清水痰涎，形体瘦弱，肠鸣辘辘，头晕，皆是脾肾阳虚、不能运化水谷、水饮布散肠胃所致。与书中所说的胸胁支满、呕吐清水痰涎、水走肠间、辘辘有声等狭义的"痰饮"的症状不谋而合。用苓桂术甘汤这一简单的仲景名方应手而效。

　　由于笔者学艺不精，读书不细，学识浅薄，致使这一区区小症，迁延月余，给患者精神上、经济上带来了不必要的负担，充分暴露了笔者平素读书不精不专、华而不实的学习态度，同时也充分证明了仲景之方的科学性。

六、脑出血误诊为脑梗死一例报告

　　田某，男，69 岁，农民。2002 年 9 月 12 日就诊。

清晨醒来，右侧上下肢不能活动，说话謇涩流涎。急由家属送来我处。患者素有脑梗死病史，走路跛行，右上肢挛缩。现症：右侧肢体活动功能完全丧失，语言謇涩，不能听懂，瞳孔等大正圆，脑膜刺激征阴性，血压130/80mmHg，神志清晰，化验甘油三酯、胆固醇偏高，舌质偏红，舌苔黄腻，舌体胖大，脉滑。

由于患者有脑梗死病史，十余年来犯过三四次，每次犯病都是我按脑梗死治疗好转的。所以这次也没做进一步的检查，同样按脑梗死进行处理。除静脉滴注脉通、曲克芦丁、脉络宁等活血化瘀药外，又进行了中药治疗。

处方：

葛根 15 克　　赤芍 12 克　　地龙 12 克　　　川芎 15 克

当归 12 克　　丹参 30 克　　石菖蒲 10 克　　胆南星 10 克

黄芩 10 克　　全蝎 10 克　　羌活 12 克　　　甘草 6 克

患者输液服药后，病情稍显好转，右侧肢体稍能活动。但晚饭后，患者呕吐了大量的鲜血，我想白天的诊断可能错了，这可能是脑出血引发的应激性溃疡。急送县医院治疗，经 CT 诊断为脑出血，抢救治疗 3 日无效死亡。

按：本例患者素有脑梗死病史，此次发病后血压不高，瞳孔等大正圆，神志清晰，无脑膜刺激征，化验血脂偏高，且在安静的情况下发病。再加上以往治疗的经验，因而未做进一步检查就武断地诊断为脑梗死，进行了处理。结果因误诊误治引发了不必要的医疗纠纷。

假如当时笔者不急功近利，不忘记脑梗死反复发作极易诱发脑出血的道理，让患者做进一步的检查后再做出诊断并谨慎处理，完全可以避免医疗纠纷的发生。可见作为一名临床医生，在任何时候、任何情况下都不可忘记自己"性命所悬"的重任，千万不要犯主观、片面、马虎的错误。

七、结肠癌误诊为迁延痢一例报告

康某，女，65 岁，农民。1988 年 4 月 25 日初诊。

半年来，腹部疼痛，下痢赤白，里急后重，排便无力，食欲不振，体质瘦弱，泛恶欲呕，曾服"呋喃唑酮、诺氟沙星、氯霉素"等无效，舌质淡，苔薄白，脉细弱。

四诊合参，此症属迁延痢，乃脾肾两虚、中气不足、疫毒集聚、正虚邪恋、气机不利所致。

治宜脾肾双补，调理气机，助正达邪。

处方：

山药 15 克	白术 12 克	黄芪 15 克	枸杞子 10 克
肉桂（后下）10 克	当归 10 克	枳壳 10 克	黄连 10 克
焦槟榔 10 克	马齿苋 15 克	白芍 12 克	甘草 6 克

水煎服，日 1 剂。5 剂。

5 月 1 日复诊：服药后病证无明显好转，反增脱肛，舌脉从前。原方去槟榔加人参 10 克、柴胡 3 克、升麻 3 克，黄芪改为 30 克以加强升阳举脱之功。5 剂。

5 月 7 日再诊：服药后除自觉体质增强外，其他并无明显好转。效不更方，二诊原方再进 5 剂。

患者服完药后，自觉症状没有明显好转，主动到石家庄市第一人民医院做了一次检查治疗，诊断为结肠癌。

按：本例患者腹部疼痛，下痢赤白，里急后重，病程已有半年，符合迁延痢的诊断条件。但患者年事已高，病程日久，初诊时就该想到癌变的可能。当时如果想到了这一可能，检查再细致一些，做一下肛门指诊，这一疾病的早期诊断其实并不困难，患者的治疗可能会比较容易，效果可能会更好，预后可能会更良。但由于笔者过于自信，不去全面考虑病情，而是想当然地主观臆断，致使病情延误半月才得以作出正确的诊断。教训沉痛，望同道引以为戒。

八、宫外孕误诊为急性肠扭转一例报告

屈某，女，40 岁，干部。1985 年 12 月 21 日就诊。

患者少腹疼痛，拒揉拒按，屈膝捧腹，坐立不安，大汗淋漓，时有呕吐，二便正常，少腹部按之坚硬，腹壁拘急，全腹有压痛、反跳痛，舌淡苔薄白，脉弦滑略紧。

四诊合参，此为腹痛，乃急性肠扭转后肠道不通，气机不利，不通则痛。治宜顺气通肠止痛。

处方：

白芍 20 克 　　枳壳 15 克 　莱菔子（炒）30 克 　大黄（后下）15 克

川厚朴 10 克 　延胡索 12 克

水煎服。

同时针刺天枢（双）、中极、足三里（双）；肌注庆大霉素、654-2、巴比妥等消炎、解痉、镇静药。

1 个小时后患者疼痛不减，急送县医院诊治。县医院的医生见患者是个女的，详细询问了她的月经情况，知患者这几日未到经期而阴道出血，初步怀疑为宫外孕，经 B 超和阴道穿刺确诊，马上进行了手术治疗。

按：该例患者少腹疼痛剧烈，有急腹症体征，故可考虑急腹症。不独麦氏点，全腹皆有压痛、反跳痛，急性阑尾炎可以排除；大便通利，急性肠梗阻可以排除；急性肠扭转、肠套叠虽多见于小儿，但成人也不能排除。腹部无包块，肠套叠似乎不太可能，只有考虑急性肠扭转。

妇科急症，我也考虑到了，但我与患者很熟，知其在 10 年前已做输卵管结扎手术，不可能存在输卵管妊娠之类的疾病。且妇女往往一般羞于谈经带方面的问题，因而没再多问。

殊不知输卵管结扎的患者，由于输卵管阻塞，受精卵难以到子宫着床，发生输卵管妊娠的概率成倍提高。假如当时我知道了患者未到经期而阴道出血，就不可能造成误诊，给患者精神上、肉体上造成过多的伤害。由此可见中医教科书所说的"妇女尤必问经带"的重要性，同时也证明了一个临床医生在临证时要全面考虑病情的必要性。

九、血不归经所致崩漏误诊为气不摄血一例报告

张某，女，45 岁，干部。1989 年 10 月 20 日就诊。

近 1 年来，阴道内淋沥不断出血，血色暗红，量也不多，时有时无，少

腹部有时微痛，面色萎黄，心慌气短，体倦乏力，精神萎靡，食欲欠佳，舌质暗淡，苔薄白，脉沉细无力。

四诊合参，证属气不摄血所致的崩漏无疑。

拟议补气养血止血法调治。

处方：

黄芪 30 克　　人参 10 克　当归 12 克　　白术 10 克

龙骨 30 克　　牡蛎 30 克　海螵蛸 15 克　仙鹤草 12 克

川续断 10 克　甘草 6 克

5 剂，水煎服，日 1 剂。

10 月 26 日患者复诊：服药后食欲略增，精神好转，其他并无明显变化。我想药已切中病情，效不更方，原方 5 剂。

11 月 1 日患者再诊：服药后病情还是无显著变化，舌脉从前。我告诉患者此系慢性疾病，不必着急，待药量达到，病自痊愈。遂于原方加棕榈炭 10 克、地榆炭 10 克以加强收敛止血之力。5 剂。

11 月 6 日患者第四次来诊：服药后病情还是没有好转，近几日还自觉脘腹饱胀，舌苔、脉象还是无明显变化。我苦思良久，悟到患者出血血色暗红，舌质暗淡，是否是血不归经所为？其他如面色萎黄、食欲不振、心慌气短、体倦乏力等症是否是患者失血过多的病理反应？自觉腹胀，是否为滥补所致的壅塞？遂调整处方如下：

益母草 15 克　三七（捣）10 克　五灵脂（炒）12 克　蒲黄炭 12 克

茜草 10 克　　炮姜 10 克　　荆芥炭 10 克　　大腹皮 15 克

甘草 6 克

服药 5 剂，出血明显减少，再服 10 剂，诸症悉平。

按：本例患者阴道出血量少色暗，少腹疼痛，舌质暗淡，明显是一个血不归经的崩漏患者。但由于笔者基础知识匮乏，学验浅薄，错误地将面色萎黄、食欲不振、心慌气短、体倦乏力、精神萎靡、脉沉细无力等表面现象当作疾病的本质。

在久治不愈的情况下，仍不思悔改，固执己见，以致一错再错，直到患者因误补出现了壅滞之象才悟出疾病的本质，"瘀血不去则血不归经"，四诊才改用活血止血药加炮姜、荆芥炭等引血归经药治愈。延误了病情，加重了患者的经济负担。教训深刻，可悲可叹！作为一名临床医生，应勤学苦练，在实践中不断完善自己的基本功，才不至于在临床犯误诊误治的错误。

十、小儿麻疹误诊为重感冒一例报告

杨某，男，7岁，学生。1985年3月28日就诊。

高热1天，咽喉肿痛，头痛呕吐，查体39℃，扁桃体Ⅰ度肿大，白睛发红，下眼睑中显一红线，听诊心肺未见异常，舌质偏红，苔薄白，脉浮弦而数。

四诊合参，此为感冒，乃风热袭表所致。予柴胡注射液1支，利巴韦林1支肌注。

4个小时后，患者再次来诊：打针后高热不退，舌脉从前。羚羊角注射液1支，吗啉胍1支肌注。

又过了4个小时，患者又来就诊。家属告知，注射羚羊角针后约一个小时体温降至38℃，但不到1个钟头又升至39.5℃。我告知家属此为重感冒，且扁桃体已有炎症，心急不得，得有一个过程。遂改为静脉输液清开灵、头孢曲松、利巴韦林、地塞米松等以图速愈。

3月29日患者第四次来诊：家属告知输液后体温降至正常（36.5℃），但今晨又上升为38℃。舌脉从前。此时正值麻疹发病季节，遂注意出疹前的各项征兆，查口腔内无柯－费氏斑，四肢不凉，眼内无泪水汪汪，当地又无麻疹流行，似乎又不像出疹。照上方继续打点滴。一连7天，日日打点滴，日日体温复常后又升起，无奈和家属商议让孩子喝点中药试试。

处方：

羚羊角（锉，冲）3克　蝉蜕6克　　金银花6克　连翘5克

板蓝根10克　　　　　牛蒡子5克　荆芥5克　　葛根5克

甘草3克

服完中药后，患儿的耳后、后颈部出现成片的麻疹，体温降至37℃。遂停止输液，继服中药1剂，全身麻疹出齐，高热消退。

按：本例患者高热持续不退，用常规退热法治疗无效或仅取效一时，发病又值麻疹发病季节，四诊时即考虑到了出疹的可能。但从中医教科书到各类儿科专著，多对麻疹早期诊断有详细论述：目赤汪汪，四肢不温，口腔内柯－费氏斑。殊不知随着人类生活条件的改善和卫生习惯的改变，政府提倡和推行计划免疫，按程序给每个儿童免费接种麻疹疫苗，麻疹这种严重危害儿童健康的流行病已基本消灭，就是流行也比以前的症状轻得多。且口腔柯－费氏斑一般只在出疹前五六个钟头出现，时间性很强，稍纵即逝，很难见到，可以说"事过境迁，物是人非"。因此很有必要对麻疹的早期诊断标准进行修订。通过几年的实践，笔者已总结出了一套切实可行的方案，详情请看本书"开卷有益"篇章中的"麻疹早期诊断浅议"一节，兹不赘述。

后记　送您一束山荆花

我的家乡远远地躲进了太行山的南坳，三面环山，一面靠河，理应是个山清水秀的富庶之地。但山场虽大，却没有秀美的山林覆盖，也没有值得开采利用的矿山宝藏；水域虽阔，岸边却没有婆娑的芦苇荡漾，水中也没有欢腾的虾舞鱼跃。只有那漫山遍野的山荆花向人们默默地展示着这一带山民的质朴和万物生灵的勃勃生机。

山荆，多年生落叶乔木。作为木材，它无缘成为栋梁而赢得人类的敬仰；作为花草，它更没有牡丹的华贵，月季的多姿，玫瑰的芬芳而博得人们的喜爱。然而，它却凭着自己顽强的生命力，耐贫瘠、耐旱涝的生存方式；不惧风吹雨打，长开不息的展现方式在万物竞存的太行山脉争得了一片生存的天地。

山荆，虽然体态小巧，却有着非常顽强的生命力，无论在广袤贫瘠的荒山上，陡峭无比的悬崖旁，还是惊险突兀的岩石缝，但凡有一丁点泥土，它都会生根发芽，吐穗开花。狂风吹来了，它摇摇身躯；暴雨袭来了，它抖抖精神；干旱驻足了，它不屑一顾；虫害降临了，它悠然抖落。

山荆花，虽然花蕾娇小，只不过高粱米大小，却有着极长的花期，下面的花蕾脱落了，变成了荆子，上面的枝梢继续吐穗孕蕾，傲然怒放。每年初春，当春天的脚步刚刚踏进太行山麓，为雄伟的太行踏出一抹翠绿的颜色的时候，它就酝酿着吐穗开花。从季春，过三夏，到晚秋，一年三季，长开不谢。幽美的风景，淡淡的清香，构成了这一带亮丽的风景。每年春天，成群结伙的养蜂专业户想方设法将他们的蜂箱转运到我们村的村边，安营扎寨，放蜂采蜜，深秋方散。

山荆虽然体不魁梧，枝不繁茂，花不艳丽，很少为人类所关注。却通身是宝。山荆条顺溜挺拔，坚韧抗压，耐磨耐烂耐腐蚀，是编织粪筐、背篓的上等材料。每到秋天，勤劳的乡亲们去山上砍伐回一捆捆荆条，利用冬闲时节，编成粪筐、背篓，拿到大山外边的集市上换取必要的生产工具和必需的生活用品；在山荆花上采集的蜂蜜甘甜醇香，味美爽口，营养丰富，具有相当高的食用、药用价值；山荆的根须因其生长周期长、生长条件恶劣，往往被憋成一个个粗大坚硬的山荆疙瘩，由于其形状复杂多变，经心灵手巧的乡亲们略加雕琢就可变成小巧玲珑、活灵活现的花鸟鱼虫等手工艺品，供人们观赏。这种山荆疙瘩发焰力好，燃烧时无烟，热量高，燃烧时间长，堪与阳泉混煤相媲美。改革开放以前，农村经济条件不好，身居大山的老百姓更是贫困交加，食不果腹，乡亲们舍不得花钱买煤，谁家门前没有一垛垛从荒山上刨回来的山荆疙瘩用来做饭取暖？

啊！我赞美山荆，是因为它那生生不息的顽强意志，淡定自若的展现方式，默默地为人类奉献一切却不图任何回报的高贵品质！它虽然貌不惊人，花不娇艳，体不伟岸，却给靠山吃山的乡亲们带来了世世代代享用不尽的物质财富。难道它就不像一颗美丽的流星？虽然生存的时间短暂，也没有人会在意它的存在，却也要拼命画出一道亮丽的弧，毫无保留地释放出自己全部的光和热。

读罢这本小册子，您难道不认为它是一束貌不惊人、清香淡雅的山荆花吗？它朴实无华，没有华丽的修辞，没有严谨的逻辑，但它对每一种病的理解和治法，都是源于临床，又验之于临床。虽不可能引起专家学者的注意，却有可能因其朴素适用而引起广大基层医生的关注！

但愿此书能成为一束朴素实用的山荆花，我把它奉献给读者，奉献给社会！

杨承岐

2025 年 3 月